ERLEBTE KINDERHEILKUNDE

EINE ERGÄNZUNG DER GEBRÄUCHLICHEN LEHRBÜCHER

VON

Dr. JOSEF K. FRIEDJUNG

ABTEILUNGS-VORSTAND DES I. ÖFFENTLICHEN KINDER-
KRANKENINSTITUTES IN WIEN.

SPRINGER-VERLAG BERLIN HEIDELBERG GMBH

1919

ISBN 978-3-642-89710-8   ISBN 978-3-642-91567-3 (eBook)
DOI 10.1007/978-3-642-91567-3

Meinem verehrten Lehrer

Herrn Geh. Med.-Rat Prof. Dr. Otto Heubner

in Dankbarkeit gewidmet.

Vorrede.

In einem „Die Sonderstellung der Kinderheilkunde" (Med. Klinik, 1917, Nr 52) überschriebenen Aufsatze habe ich mich bemüht, die eigenartigen Schwierigkeiten der Kinderheilkunde in gedrängter Kürze darzustellen, und mit Bedauern festgestellt, dass die üblichen Lehrbücher und der klinische Unterricht ihnen allzuwenig Rechnung tragen. „Die Kinderheilkunde als medizinisch-erzieherische Aufgabe, erzieherisch zunächst nicht sowohl im Hinblicke auf das Kind, als vielmehr auf den jungen Arzt, das ist das Thema, das hier umschrieben sein will". Diese Lücke in unserem pädiatrisch-didaktischen Schrifttum auszufüllen, war die erste Absicht des vorliegenden Buches. Ferner aber wollte es gewisse Krankheitsbilder, verschiedene typische Beobachtungen und für Forschung und Praxis wertvolle Gesichtspunkte, die bisher nicht beschrieben oder nicht genügend bekannt waren, weiteren Kreisen der Ärzteschaft zugänglich machen; da der Verfasser diese Erfahrungen nicht ohne ernste Mühe gesammelt hat, ist es wohl ein Gebot geistiger Ökonomie, ein Stück Energiesparung, sie schriftlich mitzuteilen. Die gute Absicht mag die manchem Leser vielleicht allzu persönlich gefärbte Art der Darbietung entschuldigen.

Wien, im Dezember 1918.

Der Verfasser.

Inhaltsverzeichnis.

I. Allgemeiner Teil.

1. Psychologie des Kindes.

Der ärztliche Besuch bei einem kranken Kinde vom Augenblicke des Betretens des Krankenzimmers bis zum Abschiedsgrusse soll und kann, wenn man die praktisch höchste Wirkung erstrebt, einem kleinen Kunstwerke gleichen: die zielsichere. Haltung, die zweckbewusste Verwendung der sozusagen „künstlerischen" Mittel, die graziöse Umschiffung der drohenden Klippen, das beherrschte Scherzen und leicht liebkosende Streicheln, der freundschaftliche Abschluss der Untersuchung, die ruhige, klare Darlegung des Befundes, die fassliche, den äusseren Umständen angepasste Verordnung, ihre Niederschrift in zutreffenden Schlagworten, der Abschied mit einigen der Lage angemessenen Worten des Trostes, der Ermunterung, des sanften Tadels oder Lobes, der Zuversicht, all' das kann sich, wie gesagt, zu einer Szenenkette von hohem ästhetischen Reize gestalten. Von einem Arzte, der das kann, wird dann erzählt, mit ihm trete Beruhigung ins Haus, sein Kommen bedeute schon den Beginn der Genesung; er seinerseits erlebt dabei eine ähnliche Lust, wie der Künstler, der seine Rolle, sein Instrument wahrhaft meistert. Diese höchsten Wirkungen bleiben dem versagt, der das Instrument nicht genau kennt, roh oder ungeschickt zutappt. In der gleichen Lage ist ein Kinderarzt, der mit den seelischen Eigentümlichkeiten des Kindes nicht wohlvertraut ist. Darum möchte ich erst einige Bemerkungen über die Psychologie des Kindes machen, soweit sie für den Arzt von Wichtigkeit ist. Bei dieser Gelegenheit sei bemerkt, dass es einem Kinderarzt nicht dringend genug empfohlen werden kann, sich mit der Kinderpsychologie und erzieherischen Fragen im allgemeinen eingehender zu befassen;

er wird von solchem Wissen bei seiner Tätigkeit reichlich Gebrauch machen und gefördert werden können.

Der Neugeborene und Säugling bis etwa in den vierten Monat hinein ist dem Fremden, also auch dem Arzte gegenüber, sozusagen noch gleichgültig; allzu arm ist noch sein Erfahrungsschatz, um auf den Eindruck des Fremden oder Bekannten lust- oder unlustvoll zu antworten. Immerhin empfiehlt sich auch ihm gegenüber ein gewisser Takt: bei der Annäherung sei man nicht laut, bei Berührungen zart, um aus der ruhigen Haltung des Säuglings möglichst viel ablesen zu können. Denn die jungen Säuglinge sind schreckhaft und plötzliche starke Reize der Sinne rufen leicht Unruhe hervor.

Schon etwa vom fünften Monate an pflegen Säuglinge Zu- und Abneigung deutlich zu verraten. Die Personen ihrer Umgebung werden schon als Spender der Nahrung, als Helfer und Tröster bei manchem Unbehagen, als Quellen kleiner erster Unterhaltungen gern erkannt, der Fremde, besonders, wenn sein Benehmen sich von dem der Pflegepersonen allzusehr unterscheidet, ängstlich abgewehrt. Nähert man sich behutsam, betrachtet das Kind zunächst, ohne es anzufassen, spricht man mit abgedämpfter Stimme und wendet sich dann bei der Untersuchung an das für solche Töne schon abgestimmte Kleine mit sanften, am besten leicht singenden Koseworten, so wird die ganze Szene, auch die Besichtigung des Rachens sich oft ohne jedes Schreien durchführen lassen. Namentlich gilt dies für ältere verwöhnte Säuglinge aus einer neuropathischen Umgebung, die selbst schon die ersten Zeichen nervöser Überempfindlichkeit zeigen. Bei solchen gelingt dieser oder umgekehrt ein unerquicklicher Verlauf der Untersuchung je nach der Verwendung oder Vernachlässigung dieser kleinen Kunstmittel fast mit der Sicherheit eines Experimentes.

Um die Jahreswende und am Beginne des zweiten Jahres sind die Kinder wohl am sprödesten. Zu erfahren schon, um den Fremden nicht als Friedensstörer in ihrem „Paradiese" zu empfinden, sind sie doch intellektuell noch nicht ansprechbar genug, um mit anderen halbwegs schätzenswerten Lustprämien für die Störung entschädigt werden zu können. Denn darauf muss das Bestreben des Arztes, wenn er ein Kind untersuchen will, hinauslaufen: für die Unlust, als die sein Kommen und

Beginnen zunächst empfunden wird, einen Ausgleich oder Über-
ausgleich zu bieten in einer möglichst zweckmässigen Form. Ein
sehr alter, auch jetzt noch oft beliebter Weg, ist es, dem Kleinen
Süssigkeiten oder kleine Geschenke anzubieten. Er entspricht
der Forderung nach Zweckmässigkeit nicht: Süssigkeiten können
für die vorliegende Krankheit schädlich sein, solche Geschenke
sind aber auch erzieherisch zu verwerfen. Sie sind nackte Be-
stechungen, führen also gewöhnlich dazu, dass sich der Widerstand gegen die Untersuchung zur Regel entwickelt, und dass
die Belohnungen immer grösser werden müssen; sie verderben
Gross und Klein. Der Arzt soll aber ein Vorbild, kein übles
Beispiel sein. Ein besserer Weg lässt sich indes leicht finden.
Wie kann das Kommen und Tun des Arztes seiner Peinlichkeit
entkleidet, das Kind mit der Unlust versöhnt werden? Die
Antwort lautet einfach: Der Arzt muss sich bemühen,
Lustempfindungen zu wecken. Schon an seinem Äusseren
kann er manches vermeiden, was diesem Ziele entgegenwirkt,
in seinem Benehmen und Sprechen soll er sich an die Vorbilder
der Pfleger in der Kinderstube anlehnen, um so als vertrauens-
würdig empfunden zu werden, („Übertragung" nach Freud) und
durch allerlei kleine, unschuldige, trotzdem aber ihn kennzeichnende Attribute (Taschenspiegel, Hörrohr, Uhr, schöner Bleistift),
die er zur Schau trägt, als eine willkommene Bereicherung des
„Hofstaates" — in diesem Alter ist jedes Kind noch „König" —
erkannt werden. Einzelheiten können erst bei der Besprechung
der Untersuchungstechnik erörtert werden; hier handelt es sich
mir nur darum, die psychologische Beziehung zwischen dem
Untersucher und Untersuchten klarzulegen. — Da Kinder von
der ersten Jahreswende an bereits gewöhnt sind, zumeist in
sitzender Haltung mit ihren Bedürfnissen versorgt zu werden,
so empfiehlt sich diese Stellung auch mindestens für den Beginn
der Untersuchung. Wird das Kind etwa entblösst hingelegt und
es beugt sich nun ein grosser Fremder darüber, so weckt das
Angst und damit Unruhe und Geschrei.

Als vierte Altersstufe lässt sich dann zusammenfassen die
Gruppe der Kinder vom dritten bis zum vollendeten achten
Lebensjahre. Auch sie sind meist noch, soweit sie nicht ver-
nünftig erzogen sind, und das trifft ja leider für die grosse
Überzahl zu, schwierige Gegenstände der Untersuchung. Und

bei ihrer grösseren Körperkraft und reicheren Erfahrung im erfolgreichen Widerstande bereiten sie dem Ungeübten oft unüberwind-
liche Schwierigkeiten. Ihr Benehmen hat sich in dieser Form fest-
gelegt, weil sie oft genug auf diese Weise ihren Willen einer erzieh-
ungsschwachen Umgebung gegenüber durchgesetzt haben. In demselben Sinne, also den Widerstand verstärkend, wirkt noch folgender
seelische Antrieb: Die Eltern oder Ersatzpersonen haben die un-
liebsame Erfahrung des lärmenden Widerstandes bei der ärztlichen
Untersuchung schon wiederholt gemacht und wollen daher vor-
bauen; sie prägen also dem widerspenstigen Kinde vor dem Kommen des Arztes allerlei gute Lehren ein und verbinden sie mit
Drohungen oder Versprechungen. Das Ergebnis ist natürlich
kläglich, denn verstandesmässig lassen sich die aus dem Triebleben
des Kindes gespeisten Affektausbrüche nicht meistern. Ja, noch
mehr! Wenn man das ängstliche Kind vorbauend zu beruhigen
sucht, so beunruhigt man es, man versetzt es in eine Spannung,
die der Affektentladung geradezu Vorschub leistet. Deswegen ist
es·gut, solche wohlgemeinte, aber übelangebrachte Vorbereitungen
zu untersagen, wie es sich auch empfiehlt, sich alle Beruhigungs-
versuche, zumal mit Hilfe von Liebkosungen durch Eltern oder
Pflegepersonen während der Untersuchung zu verbitten. Das
Kind findet sich am raschesten in seine Lage, wenn es mit dem
Arzte allein zu tun hat, die Umgebung sich also möglichst pas-
siv verhält. Das ist aber gleichsam erst der Hintergrund, auf
dem sich die Untersuchung entwickeln soll. Dabei bietet uns
die für dieses Alter eigentümliche narzistische Einstellung
des Kindes (Freud) eine bequeme Anknüpfung. Die Selbst-
schätzung, ohne die auch kein Erwachsener auskommt, hat bei
ihm noch die unkultivierte Form der Selbstüberschätzung, der
Selbstverliebtheit. Wendet man sich an diese Eigenschaft, —
Eitelkeit nennt man es meist, nicht ganz zutreffend —, so findet
man einen breiten Eingang zur Zuneigung des Kindes. Um es
an einem Beispiele zu erläutern: Wenn der Arzt sagt: „Kleiden
wir den Hans aus, damit ich ihn untersuchen kann", so wird
Hans Widerstand leisten. Wenn er aber sagt: „Kleiden wir den
Hans aus, damit ich sehe, wie dick seine Arme sind!", so wird
Hans geschmeichelt es gerne geschehen lassen. Und es gelingt
leicht, diesen kindlichen Narzismus als bequemes Geleise für die
ganze Untersuchung zu benützen.

Eine weitere Eigenschaft des Kindes, die dabei Beachtung heischt, ist es, allem Unbekannten misstrauisch und ablehnend gegenüberzustehen. Was es greifen und damit begreifen kann, verliert meist seinen Schrecken. Die Instrumente also, die man bei der Untersuchung zu verwenden gedenkt, gewöhnlich wohl Hörrohr und Spatel oder Löffel, gebe man ihm in die Hand, ziehe es gleichsam zur Hilfeleistung heran, mache es so mit ihnen vertraut und schmeichle gleichzeitig seinem Selbstbewusstsein. Dabei ist es gut, sich zu erinnern, dass Kinder, genau so wie wir, nur an Bekanntes anknüpfen können; ich übergebe dem Kleinen also kein „Hörrohr", sondern eine „Trompete". Und dabei mache ich noch die Gewohnheit des Kindes mit, sich alles zu beleben. Im Geiste dieses kindlichen Animismus rufe ich die Trompete, sie muss kommen und sich verneigen und spielt nun während ihrer Verwendung eine höchst liebenswürdige Rolle. Ist eine Ohruntersuchung notwendig, dann bekommt die „Trompetenmutter" „Kinder", die Ohrenspiegel. Indem ich mich so mit meinem Tun auf das Niveau des Kindes begebe, gelingt es mir meist, spielend im wahrsten Sinne des Wortes die Diagnose auf mein Niveau zu heben, und das ist ja der Zweck der Übung. — Auf der Altersstufe, von der hier die Rede ist, spielt unter Umständen auch das Schamgefühl eine Rolle, dessen frühzeitige Weckung in manchem, sonst meist nicht sehr klaren Erziehungsplane liegt. Zartes Vorgehen des Arztes kommt um diese Schwierigkeit fast immer leicht herum; nur ganz selten werden die Kinder bei der Aussicht, entblösst zu werden, sehr heftig. Das ist dann aber schon eine krankhafte Erscheinung; fast bei allen solchen Kindern bestand nach meiner Erfahrung Neigung zur Onanie mit Schuldgefühl, deren Feststellung durch den Arzt gefürchtet wurde. Dagegen ist es durchaus das Durchschnittskind, das den für die Untersuchung etwa wichtigen Urin bei der Anwesenheit Fremder, also auch des Arztes, nicht lassen kann. Das ist eine „Gunstbezeugung", die nur den nächsten Pflegepersonen zuteil wird, auch noch in diesem Alter. Der Arzt verlasse also unaufgefordert das Zimmer für kurze Zeit, und er wird „reichlich gelohnt"! — Und noch eines! Kinder haben das Bedürfnis, sich den Erwachsenen vertrauensvoll überlassen zu können. Täusche ich diese Vertrauensseligkeit, so untergrabe ich meine Stellung und verderbe des Kindes Wesen!

Wieder ein Beispiel! Wenn der kleine Kranke sich auf Grund früherer Erfahrungen vor der Rachenuntersuchung mit Löffel oder Spatel ängstigt, und, wie vermutlich schon oft mit Erfolg, auch heute: „Keinen Löffel!" befehlen will, da verbiete ich es der Mutter, ein Versprechen dieser Art zu geben. „Man verspreche nichts, was man nicht halten kann, und man drohe mit nichts, das man nicht durchführen kann oder will!" Wenn ich dann zum Schlusse der Untersuchung sage: „So, jetzt wirst du mir deine Zähne zeigen!", und ich untersuche mit Hilfe des Löffels Zähne und Mundschleimhaut und fahre dann fort: „Und jetzt wirst du mir die Zunge zeigen!" und drücke sie nun zuerst zart, dann mit langsam zunehmendem Drucke nieder, dann gelingt die Untersuchung so gut wie immer, und das Eis ist für alle Zeiten gebrochen. Und ähnlich ist das Vorgehen, wenn man zu einem Eingriffe, etwa einer Injektion, genötigt ist. Ich sage dem Kinde ohne jede Täuschung alles voraus, selbstverständlich in einem Kindern gefälligen Plauderton, und auch ein schmerzhaftes Vorgehen wird ohne Sträuben, und ohne Schmerzäusserung ertragen.

Sind Kinder über das achte Jahr hinausgediehen, dann sind sie oft schon so weit gereift, dass es keiner besonderen Kunstgriffe bedarf, um sich als Arzt ihrer Neigung zu versichern, und je älter sie sind, desto leichter ist im allgemeinen der Verkehr mit ihnen. Doch ist es gar nicht selten, dass auch Kinder von zehn und zwölf Jahren, besonders Einzige, wenn auch mit dem Verstande ihren Altersgenossen weit voraus, mit ihrem Gefühls- und Affektleben den Stand des kleinen Kindes noch nicht verlassen haben und sich vor dem Arzte demgemäss benehmen möchten. Das sind neuropathische Kinder, denen gegenüber es sich nach meinen Erfahrungen nicht empfiehlt, ein der frühinfantilen Altersstufe angemessenes Verhalten zu wählen. Über Äusserungen, die auf diesem seelischen Niveau liegen, höre man vielmehr scheinbar achtlos hinweg, und nehme das Kind voll, wähle also ein Benehmen, das nicht dem betreffenden Kinde, sondern seinem Alter angemessen scheint. Es wird dann meist anfangs verwundert, später geschmeichelt den Erwartungen entsprechen, die der scheinbar „nicht informierte" Untersucher in seine Reife setzt. Namentlich halbwüchsigen Kindern, die schon nach Vollgeltung ringen und von der erzieherisch wenig ein-

sichtigen Umgebung aus falsch verstandener Zärtlichkeit oder
in kleinlichem Machtgefühle niedergehalten werden, tut es überaus wohl, vom Arzte ernst genommen zu werden. Es ist das
durchaus nicht gleichgültig, denn ein solcher Arzt wird bei
Jugendlichen dieses Alters in jeder Hinsicht erfolgreicher sein,
als der, welcher in dieselbe Kerbe schlägt wie die übrige Umgebung. Und in diesem Zusammenhange muss auch des Sexual-
lebens und der sexuellen Erziehung der Kinder gedacht werden.

Die Kenntnis dieses Gegenstandes ist, so wichtig sie auch
sein mag, in den weitesten Kreisen, auch der Ärzte, so unzuläng-
lich, dass seiner Darstellung ein eigener Abschnitt gewidmet
werden muss. Bei seiner Bearbeitung werde ich durch die Auf-
schlüsse, die ich Freud und seiner Schule danke, ausserordentlich gefördert, doch darf ich hervorheben, dass ich mich dabei
durchaus auf lebendige eigene Beobachtungen und Eindrücke
stützen kann, die sich dem unvoreingenommenen Kinderarzte
ja täglich aufdrängen.

2. Das Geschlechtsleben des Kindes und seine Überwachung.

a) Über sexuelle Äusserungen im Kindesalter.

Für die herrschende Auffassung, die nicht nur die Laienwelt,
sondern auch ein grosser Teil der Ärzte und Erzieher, mindestens
so weit sie in wissenschaftlichen Arbeiten auftreten, hegt, ist es
bezeichnend, dass man immer wieder von der asexuellen oder
präsexuellen Zeit der Kindheit hören und lesen kann.
Schon vor jeder Einzelbeobachtung bestünde hier für die ein-
fache Überlegung ein bei biologischen Vorgängen ganz einzig-
artiger Fall, dass eine so überwältigende Erscheinung, wie die
mächtig anschwellende Welle von Triebregungen in der Zeit der
Geschlechtsreife förmlich aus dem Nichts entstünde, eine wahre
Generatio aequivoca auf psychischem Gebiete. Alle Erfahrung
spricht doch wohl dafür, dass solch eine Entwicklung sich allmählich vorbereitet, dass ihre Elemente im Keime schon vorher
gegeben seien, und dass also auch die Geschlechtsreife wohl nur
eine durch biochemische Einflüsse herbeigeführte Umordnung,
etwa vorläufig abschliessende Ausrichtung solcher Elemente bedeuten dürfte. Dem Ergebnis dieser Überlegung entspricht denn
auch, was sich aus der eigenen Erinnerung, aus den un-
geschminkten Mitteilungen anderer gesunder Erwachsener, aus

der täglichen unvoreingenommenèn Beobachtung der Kinder ergibt. Wenn man freilich unter sexuellen Erscheinungen nur jene
Triebregungen verstehen will, die auf eine geschlechtliche Ver-
einigung mit einem Partner des anderen Geschlechtes abzielen,
dann allerdings wird man beim Kinde, abgesehen von den immerhin nicht allzu häufigen Fällen der Verführung durch Erwachsene
oder der bewussten Nachahmung beobachteter Geschlechtsakte,
alles Sexuelle vermissen. Steckt man aber den Begriff des
Sexuellen so eng, dann bleibt uns nicht nur das Verhalten des
Kindes vielfach unverständlich und der Vorgang der Geschlechtsreife ein unfassbares Begebnis, sondern es fehlt uns damit auch
jeder Zugang zum Verständnis der sogenannten Perversionen
und Inversionen auf dem Gebiete des Geschlechtslebens. Dass
übrigens die im Kindesalter so häufige Onanie, auch wenn sie
nicht wechselseitig (mutuell), sondern selbständig geschieht, und
auch wenn sie mit keinen auf das andere Geschlecht gerichteten
Phantasien verbunden ist, ein geschlechtlicher Vorgang ist, unter-
liegt doch wohl allgemein keinem Zweifel. Freud[1]) war daher
aus solchen Erwägungen und auf Grund überraschender Beobachtungen an Neurotikern gezwungen, dem geschlechtlichen
Triebleben einen weiteren Rahmen zu stecken, als das bis dahin
geschehen war, und alle lustbetonten Triebbefriedigungen, die
nicht dem Zwecke der Selbsterhaltung dienen, in ihn zu fassen.
Lehrt doch tatsächlich die Erfahrung an dem gesunden Ge-
schlechtsreifen, dass alle diese Triebregungen, wie Schautrieb,
Riechtrieb, Duldertrieb (Masochismus), Quälertrieb (Sadismus),
um nur einige auffällige zu nennen, oder mehrere von ihnen
immer wieder dazu verwendet werden, „durch ihre geeignete
Reizung einen gewissen Beitrag von Lust liefern, von dem die
Steigerung der Spannung ausgeht, welche ihrerseits die nötige
motorische Energie aufzubringen hat, um den Sexualakt zu Ende
zu führen". (Freud.) Ist man also einerseits berechtigt, alle
jene Triebregungen den geschlechtlichen zuzurechnen und sie
mit Freud als „Partialtriebe" zu betrachten und zu benennen,
so wäre es anderseits ein arger Mangel an mutiger Folgerichtig-
keit, sie dann als „asexuell" zu werten, wenn sie sich am Kinde
äussern und aus physiologischen Gründen noch nicht zur Vor-

---

[1]) Freud: Drei Abhandlungen zur Sexualtheorie, 2. A., Wien, Franz
Deuticke, 1910.

bereitung des „normalen" Geschlechtsaktes dienen, sondern sozusagen ein selbständiges Leben führen, bis in der Zeit der
Geschlechtsreife die Rolle der Genitalien eine überragende, die
Wirkung der anderen Teiltriebe in den Dienst ihrer Funktion
gestellt, der „Primat der Genitalzonen" (Freud) aufgerichtet
wird. „Es ist lehrreich", sagt derselbe Forscher, „dass das Kind
unter dem Einflusse der Verführung polymorph pervers wird,
zu allen möglichen Überschreitungen verleitet werden kann.
Dies zeigt, dass es die Eignung dazu in seiner Anlage mitbringt;
die Ausführung findet darum geringe Widerstände, weil die
seelischen Dämme gegen sexuelle Ausschreitungen, Scham, Ekel
und Moral, je nach dem Alter des Kindes noch nicht aufgeführt
oder erst in Bildung begriffen sind". Wir finden hier eine auffällige Anwendbarkeit des biogenetischen Grundgesetzes
auf dem Gebiete der sexuellen Betätigung. Sowie wir bei den
niedrigsten Organismen noch keine differenzierten Geschlechts-
organe nachweisen können, vielmehr jeder Teil des Körpers
auch der Fortpflanzung dient, bis mit der aufsteigenden Entwicklung mehr und mehr bestimmten Zellgruppen diese Funktion ausschliesslich übertragen wird, so ist bei dem Kinde theoretisch der ganze Körper sexueller Lustempfindung fähig, bis
die Genitalzonen mit der Reifung ihre überragende Bedeutung
als Vermittler der Endlust erhalten.

Zur Erhärtung dieser allgemeinen Darlegungen seien nun
die Beobachtungen und Eindrücke genannt, die ihre Fassung
rechtfertigen: unmittelbar nach der Geburt des Kindes soll der
wichtige Vorgang der Ernährung in Gang gebracht werden.
Eigene Beobachtungen und mehrfache gleichsinnige Mitteilungen
lassen mich annehmen, dass diese lebenswichtige Leistung bereits
um den Preis eines Lustgewinnes einer reizbaren Zone erkauft wird.
Oft schon unmittelbar nach der Geburt beginnt das Kind an den
Fingern offenbar lustvoll zu „ludeln". Diese Beobachtung drängt
mir die Vermutung auf, dass es sich dabei um einen Vorgang handelt, der vielleicht schon in utero geübt wurde, und damit wäre
es verständlich, dass der Säugling, wenn ihm die Brustwarze
gereicht wird, oft schon beim ersten Versuche leistet, was die
Umgebung von ihm erwartet. Um also den Eindruck, den mir die
Beobachtung der Neugeborenen macht, scharf zu formulieren,
möchte ich sagen: Das „Ludeln" gewinnt die Schätzung

des Kindes nicht, (wie bisher gemeint wurde), weil es auf diesem Wege seinen Hunger zu befriedigen pflegt, sondern der Neugeborene lernt trinken, indem die Milch beim lustvollen Saugen an der Brust oder Flasche als unerwarteter Nebengewinn erhalten wird. Dafür spricht die Erfahrung, dass der Säugling die Brust immer nimmt, auch wenn er durchaus nicht hungrig ist, und dass fast alle Säuglinge an Fingern oder sonst geeigneten Gegenständen zu „ludeln" pflegen. Lindner[1]) hat in einer viel zu wenig gewürdigten Arbeit das „Wonnesaugen" einer ausführlichen Besprechung unterzogen. Ich möchte aus meinen eigenen Erfahrungen nur eine Beobachtung herausgreifen, wobei ich ein für allemal betonen will, dass es sich bei all' den folgenden Beispielen um gesunde Durchschnittskinder handelt, nicht etwa um neuropathische, von der Norm wesentlich abweichende:

Ein siebenjähriges kräftiges Mädchen gesunder Eltern. Ludelt seit jeher. Sie saugt an der Unterlippe, gleichzeitig greift die rechte Hand an das linke Hypochondrium, fasst das Hemd und walkt es zwischen den Fingern. Dabei macht sie ein sehr befriedigtes Gesicht. Sie treibt das ungescheut vor anderen. Bei einem darauf gerichteten Verweis sagt sie zur Mutter: „Ludel' auch einmal, dann wirst du es gewiss immer weiter machen!"

Im frühesten Alter schon lehrt man die Säuglinge die Lust rhythmischer Erschütterungen des Körpers kennen durch die üblen Sitten des Wiegens, Schaukelns, Herumtragens. Es ist bekannt, wie entschieden sie ihren Willen in dieser Richtung durch Schreien durchzusetzen wissen. Die Lust am Schaukeln, an Eisenbahnfahrten und ähnlichem im späteren Kindesalter sind die Fortsetzungen jener Gewohnheiten; vielleicht knüpfen sie alle an die rhythmischen Bewegungen an, die die Frucht in utero beim Gehen der Mutter erfahren hat. Dass Erektionen des Gliedes bereits bei Säuglingen in den ersten Lebenswochen auftreten, ist jeder aufmerksamen Pflegerin geläufig. Zweifellos muss dieser Vorgang dazu beitragen, die Aufmerksamkeit der Kinder auf dieses bedeutsame Organ zu ziehen und wieder ein Motiv mehr zur Onanie[2]) zu liefern:

---

[1]) Lindner, Jahrb. f. Kinderheilkunde, N. F., Band 14, 1879.
[2]) Friedjung, Erfahrungen über kindliche Onanie, Zeitschr. f. Kinderheilkunde, 1912.

Ein Knabe von dreizehn Monaten, der schon seit langem onaniert, indem er die Beine aneinander reibt, schläft immer auf dem Bauche liegend. Ich beobachtete einmal, als man ihn aus dieser Lage aufnahm, eine kräftige Erektion, die etwa zwei Minuten anhielt.

Ein drei und dreiviertel Jahre alter Knabe, der besonders vor dem Einschlafen manuelle Onanie bis zum Orgasmus treibt, sagt einmal, als er zur Verantwortung gezogen wird: „Wenn das kitzelt, und ich mache so, so wird es ganz hart, und das ist nicht gut". — Im Anschlusse daran sei bloss auf die grosse Häufigkeit kindlicher Onanie hingewiesen.

Freud führt unter den „erogenen" Zonen, die frühzeitig eine bevorzugte Stellung erfahren, den Darmausgang an. Seine häufige Reizung durch die im Säuglingsalter so gewöhnlichen Durchfälle, durch die Eingriffe der pflegenden Umgebung lässt ihre Bedeutung bei der entsprechenden Konstitution leicht wachsen und zur Quelle funktioneller Störungen werden. Darauf sind ebenso gewisse Formen häufiger, wie verhaltener Stuhlentleerung zurückzuführen. Manche kleine Kinder lieben es, einen Finger in den After zu stecken, auch mit Fremdkörpern geschieht solches gelegentlich. Solch' ein Tun erinnert gewiss an masturbatorische Akte, und kein Vorurteil darf uns hindern, derlei Ähnlichkeiten anzuerkennen. Ähnliches lässt sich über die Urethra sagen: An manchen Säuglingen kann man, wenn man zufällig Zeuge einer Harnentleerung ist, ohneweiters ein Wonneschaudern beobachten, ähnlich dem bei der Ejakulation. Auf diesen Lustgewinn sind vielleicht gewisse Formen von Pollakisurie und Enuresis zurückzuführen.

Alle diese Lustbefriedigungen zeigen als gemeinsames Band, dass sie am eigenen Körper gewonnen werden und keines Partners bedürfen. Havelock Ellis hat dafür den glücklichen Ausdruck autoerotisch gefunden. Ihre Verwendung ist für die erste Kindheit bezeichnend und angesichts der Unfähigkeit zur Ortsveränderung in der ersten Zeit, später zur zielbewussten Bemächtigung, ferner der geringen Körperkräfte physiologisch verständlich. Bald aber gehen auch Kinder zu Versuchen über, sich auch eine geliebte Person dienstbar zu machen, um Lust zu gewinnen, wobei vielfach ein argloses oder bewusstes Eingehen des mehr oder weniger erwachsenen Partners die Absicht fördert.

Eine der häufigsten Formen solch einer Aggression ist bei früheren Brustkindern das Suchen nach der Brust der Mutter, Amme, selten auch fremder Frauen. Man sieht das besonders oft bei Kindern im zweiten Lebensjahre, aber auch später, und zwar ohne Unterschied bei Mädchen und Knaben. Der Annahme, dass es sich um den Wunsch handle, wieder an der Brust zu trinken, widerspricht es, dass ein solcher Versuch dabei nicht unternommen, sondern die Brustwarze bloss von der Hand zum Spielen gefasst wird, manchmal mit begleitendem Rufen, wie „Tutti", „Warzi", ein Beweis, dass die Bezeichnnng von der offenbar auch mit Lust beteiligten Frau geliefert wird. Die Zulassung des Spieles beruhigt zuweilen sofort das eben noch ängstlich schreiende Kind, und die Regelmässigkeit, mit der die Kinder ihrer Lust nachgehen, sobald sie Gelegenheit haben, sowie die Verlegenheit, die gebildete Mütter dabei vor dem Arzte zu verraten pflegen, spricht wohl dafür, dass es sich um eine liebgewordene Gewohnheit beider handelt.

Eine andere Form der sexuell-triebhaften Aggression ist die, welche sich auf nackte Körperteile anderer, besonders der Erwachsenen aus der vertrauten Umgebung richtet. Das oft leidenschaftliche Küssen auf den nackten Arm oder Nacken, die Erregung beim Anblicke nackter Beine ist für den Uneinvorgenommenen durchaus eindeutig. Aus derselben Quelle zum Teil, aber auch aus sexueller Neugierde kommt den Kindern schon in den ersten Jahren nicht selten die Neigung, Frauen der Umgebung unter die Röcke zu schauen. Diese Form sexueller Angriffe habe ich bisher nur bei Knaben gesehen. Ein vierjähriger Junge sagte dabei, als er sich über sein „Fräulein" ärgerte: „Jetzt werde ich aber doch deinen Popo und dein Zipfi angreifen!" — — Noch mehr dem Verhalten der Erwachsenen nähern sich jene Kinder, die das leidenschaftliche Verlangen haben und es auch oft genug durchzusetzen wissen, ins Bett der Erwachsenen genommen zu werden. Wenn der Vater verreist ist — jetzt, im Kriege ist das ja eine alltägliche Erscheinung —, so wünscht der Knabe oft an Stelle des Vaters an der Seite der Mutter zu schlafen. Aber auch der umgekehrte Fall der zum Vater verlangenden kleinen Tochter ist nicht selten und deutliche Äusserungen der Eifersucht auf den gleichgeschlechtlichen Elternteil lassen an dem sexuellen Sinne des Wunsches

keinen Zweifel aufkommen. Der Vater eines zweijährigen Mäd-
chens, das an Coli-Cystitis ohne Tenesmus erkrankt war, be-
richtete: „Heute nachts hat sich das Kind im Bette an mich
angepresst, mich aufgeregt geküsst und sich dabei nass gemacht".
Sonst war das Kind bereits bettrein.

Auch das äusserliche Gehaben des Kindes gemahnt dabei
oft genug ganz und gar an das Verhalten verliebter Erwachsener.
Zwei Beispiele mögen das wieder erläutern:

Ein zwei und ein viertel jähriger Knabe liebt sein achtzehn-
jähriges, jugendfrisches Kindermädchen innig, umarmt und küsst
sie bei jeder Gelegenheit, küsst ihr auch die Hände. Seine Mutter
urteilt spontan: „Seine erste Liebe!" Wenn der Vater geküsst
werden will, verweigert es der Kleine und sagt: „Thilde Bussi
geben!" —

Der achtjährige Sohn einer blonden Mutter weint jedesmal,
wenn diese ohne ihn aus dem Hause geht. Einmal fährt sie
für einen halben Tag fort; der Kleine wird vor dem Bilde der
Mutter stehend und weinend aufgefunden. —

Eifersucht bis zum Hass, zu Todeswünschen, ja zu Tätlich-
keiten in der gleichen Absicht gegen schwächere Nebenbuhler
sind überaus häufige Erscheinungen. Eine typische Form, die
Eifersucht des Erstgeborenen auf den Nachkömmling habe
ich kurz beschrieben[1]). Diese Eifersucht kann sich sogar gegen
Tiere richten. Eine besonders bedeutsame typische Form ist die
gegen den gleichgeschlechtlichen Elternteil: Die Kinder entrüsten
sich, wenn sich die Eltern in ihrer Gegenwart küssen, ein Knabe
zum Beispiel, wenn die Eltern miteinander leise reden, ein
Mädchen, wenn der galante Vater seiner Frau Blumen bringt.

Sehr geläufig ist allen Beobachtern die Neigung kleiner
Kinder zur Selbstentblössung. Mag das immerhin oft genug
keine tieferen Gründe haben, so ist doch auch oft die unverkennbare Absicht da, die Geschlechtsteile vor den Erwachsenen,
manchmal auch nur vor bestimmten Erwachsenen, sich brüstend
zu zeigen. Bei Mädchen habe ich dies noch nicht beobachtet.
Ein vierjähriger Knabe z. B. entblösst sich gerne vor seiner
Mutter, und sagt dabei: „Schau, meine schönen Sachen!" Also
unverkennbare Exhibition!

---

[1]) **Friedjung**: Die typische Eifersucht auf jüngere Geschwister und
ähnliches. Intern. Zeitschrift für ärztliche Psychoanalyse, 1915.

Vom Gegenstücke, der übertriebenen vorzeitigen Schamhaftigkeit war schon oben einmal die Rede. Sie war begründet in der Angst, der Arzt könne die mit dem Bewusstsein des Unrechtes fortgesetzte Onanie feststellen. — Ein anderer psychischer Mechanismus macht sich manchmal bei erstgeborenen Mädchen geltend, wenn sie einen Bruder bekommen. Das Kind entdeckt an sich plötzlich das Fehlen des Penis und fühlt sich minderwertig. Der Penisneid wird zur Quelle der Schamhaftigkeit.

Dass Kinder einander umgekehrt zur Befriedigung ihrer sexuellen Neugierde gegenseitig die weiblichen und männlichen Geschlechtsteile an verschwiegenen Orten zeigen, ist ein namentlich in ländlichen Verhältnissen überaus häufiger Vorgang.

All' das Geschilderte liegt im Bereiche des Normalen. Ausartungen, wie sie frühes Beispiel und Verführung durch Erwachsene zur Folge haben können, wurden in dieser Darstellung absichtlich nicht berücksichtigt. Aber gerade die Kenntnis des Gesetzmässigen auf dem Gebiete des kindlichen Geschlechtslebens muss ins Bewusstsein der Ärzte gehoben werden. Wie könnten sie sonst Berater sein bei Fragen, die dieses Gebiet betreffen?

b) Ärztliche Winke für die Überwachung der
kindlichen Sexualität.

Der Entwicklungsgang der Sexualität vom Autoerotismus des Säuglings bis zur Festlegung des Primats der Genitalzonen zeigt selbstverständlich die grössten individuellen Verschiedenheiten und birgt zahlreiche Gefahren, die nicht nur den Erzieher, sondern auch den Arzt in Anspruch nehmen sollten. Sind es auf dem Wege der Entwicklung vor allem Hemmungen, die mit dem endgültigen Verweilen auf einer Durchgangsstufe. drohen, so nimmt an ihrem Ausgange die Gefahr der Geschlechtskrankheiten das Augenmerk des vorschauenden Arztes in Anspruch. Ausserdem muss man daneben jederzeit bereit sein. seelischen Schwierigkeiten mit Verständnis zu begegnen und auch in dieser Hinsicht für einen befriedigenden Ablauf der Vorgänge zu sorgen. Die ganze Tätigkeit, die mit dem Schlagworte der „sexuellen Erziehung" umschrieben zu werden pflegt, ist bisher zu wenig Gemeingut der Erzieher geworden, ja oft genug machen sich noch grundsätzliche Widerstände geltend.

Um so notwendiger ist es, dass der Arzt auch hier eine Pflicht erkennt und nicht tatenlos zusieht, wie Glücksmöglichkeiten im Keime geknickt werden. Das ist der Grund, warum diesem Gegenstande im Rahmen ärztlicher Erörterungen ein weiterer Raum gegönnt sein soll.

Dem ersten Erfordernis wird schon genügt, wenn man gemäss den früheren Ausführungen dem Kinde gegenüber sich dessen bewusst bleibt, dass es ein von mannigfachen Trieben beherrschtes Wesen ist, weit entfernt, „asexuell" zu sein. Man muss sich den Dingen bloss nicht verschliessen wollen, und man sieht sie. Wenn man weiss, dass die Onanie, oft schon in den ersten Monaten eine häufige Erscheinung ist, ohne dass man von ihr irgendwelche vorübergehende oder dauernde Schäden sähe, so wird man als Arzt in dieser Hinsicht beruhigend wirken können. Ist das Kind geistig schon genügend weit, so wird man es in milder Weise erzieherisch zu beeinflussen suchen, also nicht mit Schlägen (Gefahr masochistischer Einstellung!), nicht mit brutalen Drohungen (bedeutungsvolle Rolle der Kastrationsdrohung im Seelenleben vieler Neurotiker!).

Die Erziehung muss auch in Fragen der Fortpflanzung und des Geschlechtslebens auf Wahrhaftigkeit und auf vollem Vertrauen des Kindes zum Erzieher aufgebaut sein. Es muss wissen, dass es mit jeder Frage kommen kann, ohne auf Schelte oder überhebliche Abweisung gefasst sein zu müssen. Dabei möge man sich dessen stets bewusst bleiben, dass es nicht ausreicht, wenn das Kind dieses gewichtige Gebiet allmählich verstandesmässig erfasst; es gilt vielmehr, dem Wollen des Zöglings eine Richtung zu geben, die eine Gewähr dafür bietet, dass ihm das Wissen auch zum Heile wird. In Einzelheiten kann ich mich hier nicht einlassen, weil sie schon ganz auf dem Gebiete der Erziehungslehre liegen; ich kann überdies auf eine ganze Reihe trefflicher Schriften über diesen Gegenstand verweisen. Nur dem grundsätzlich ablehnenden Standpunkte vieler älterer, sonst vielleicht ganz ausgezeichneter Erzieher möchte ich mit einem Schlage ein Ende machen: Alle Romantik hilft uns darüber nicht hinweg, dass in unserer Gesellschaft kein Kind der sexuellen Aufklärung entgehen kann. Der „reine Tor" gehört der Sage an und spielt auch dort keine glückliche Rolle. Nicht so also steht die Frage, ob aufgeklärt werden soll, sondern wess Amt

es sei. Und es kann doch wohl keinem Zweifel unterliegen,
dass es unter solchen Umständen vorzuziehen sei, wenn das
Kind die volle Wahrheit aus dem reinen Munde der Erzieher
erfährt, als aus den lüsternen Mitteilungen wissender Schul-
kameraden oder anderer Unberufener.

Ein besonderes Augenmerk verdienen die seelischen Kämpfe,
die sich aus dem Triebleben des Kindes und seiner intellektuellen
Bewältigung ergeben, Kämpfe, die wohl keinem Kinde erspart
bleiben. Es sind oft tragische Stoffe, die hier dem aufmerksamen und verständnisvollen Beobachter begegnen, und mancher
„Schülerselbstmord" bildet den erschütternden Abschluss eines
solchen Seelenkampfes. Ich möchte hier nur auf einige typische
Vorkommnisse hinweisen. In einer kleinen Mitteilung[1]) habe
ich von der schon oben erwähnten typischen Eifersucht des
älteren Kindes auf das jüngere und ähnlichem berichtet: das
erste Kind fühlt sich vom zweiten, namentlich, wenn es erst
mehrere Jahre später kommt, fast immer aus seiner bevorzugten
Stellung verdrängt, und feindselige Stimmungen aller Art füllen
das kleine Herz. Ein Motiv mehr tritt hinzu, wenn das erste
ein Mädchen, das zweite ein Knabe ist; dem aufmerksamen
Kinde entgeht der Geschlechtsunterschied nicht und verstärkt
das Gefühl der Beeinträchtigung.

Besonders schwer lasten auf den Gemütern der Kinder oft
eheliche Zerwürfnisse der Eltern, der Zwang, Partei nehmen zu
müssen. Dabei kommt zumeist jene fast allgemein-menschliche
Einstellung der Grossen und Kleinen zur Verarbeitung, die
Freud als den Ödypus-Komplex bezeichnet hat: Der Sohn ent-
scheidet sich leicht für die Mutter und gegen den Vater, die
Tochter für den Vater und gegen die Mutter. Und dem entsprechen reziproke Gefühlseinstellungen der Eltern. Eine auffallend von der Sitte abweichende des einen oder beider Eltern-
teile kann von der aufdämmernden Erkenntnis an eine krankhaft
gedrückte Stimmungslage des Kindes oder eine verfehlte, gesell-
schaftfeindliche Charakterentwicklung begünstigen.

Aufmerksame Beachtung verdienen auch die Beziehungen
des Kindes zu sonstigen Pflegepersonen. Man wird als Arzt

---

[1]) Die typische Eifersucht auf jüngere Geschwister und Ähnliches. Intern.
Zeitschr. f. ärztl. Psychoanalyse. 1905.

andere Korrektive für nötig halten können, wenn die Erziehung z. B. ganz in den Händen einer alten Grossmutter liegt, andere, wenn sie einem jungen, unverbrauchten Mädchen, andere, wenn sie einem verwitweten Manne überlassen ist. Die unvermittelte Trennung von einer Pflegeperson, die dem Kinde lange Jahre viel bedeutet hat, kann die Wirkung einer schweren seelischen Verwundung haben.

Kinderfreundschaften, schwärmerische Verliebtheiten heranreifender Kinder in Erwachsene, die Erschütterungen der ersten Liebe, all das sind Beziehungen, die in ihren tiefsten Wirkungen auch Gegenstand einer ärztlichen Beratung werden können. Um in solchen Konflikten den richtigen Rat zu finden, bedarf es nicht nur allgemeiner Lebensklugheit, sondern einer gründlichen Kenntnis kindlichen Seelenlebens. —

Und zum Schlusse, bevor das Kind der Aufsicht des Kinderarztes entschwindet, bevor es sich der strengen Hut des Hauses entzieht, gilt es, den Knaben vor den Geschlechtskrankheiten zu bewahren und mit Achtung für die Gesundheit seines eigenen Körpers und anderer zu erfüllen, ihm und dem Mädchen eine sittlich-hohe Gesinnung auch in Angelegenheiten des Geschlechtslebens zu eigen zu machen, damit es auf diesem Gebiete besser werde als bisher. Die Geschlechtskrankheiten und die Verwilderung der geschlechtlichen Sitten bedrohen infolge des Krieges Leben und Gesundheit der Kinder jetzt mehr als jemals. Und der Arzt, der sich dieser Erkenntnis verschliesst oder seine Hilfe gegen solche Gefahren weigert, darf sich auch bei sonst anerkennenswerter Betätigung nicht rühmen, seine Pflicht ganz erfüllt zu haben.

3. Anmerkung zum ferneren Inhalt.

Die genaue Kenntnis der Anatomie, Physiologie und des Wachstums des Kindes, diese selbstverständlichen Voraussetzungen kinderärztlicher Tätigkeit kann sich jedermann leicht aus den gebräuchlichen Lehrbüchern erwerben. Ich unterlasse hier eine selbständige Darstellung; einzelne wichtige Ergebnisse eigener Beobachtung auf diesem Gebiete werden im besonderen Teile noch Verwertung finden. Nur eines sei hier hervorgehoben:

Die Linea alba abdominis im Kindesalter.

Der Versuch Büdingers, die Diastase der Musculi recti abdominis zur Erklärung schmerzhafter Anfälle heranzuziehen, und die Zustimmung, die dieser Auffassung von mancher chirurgischen Seite ward, zeigte, dass die Verhältnisse der Linea alba im Kindesalter noch nicht bekannt seien. Eine eingehende Untersuchung, die ich dieser Frage widmete[1]) erwies, dass die Diastase der Linea alba bei Kindern im zweiten bis vierzehnten Jahre geradezu das Normale ist: von hundert Kindern fand sie sich bei dreiundsiebzig. Je älter die Kinder waren, desto häufiger fehlte sie, doch fand sie sich auch in den älteren Jahrgängen oft genug. Niemals machte sie krankhafte Erscheinungen; sie oder ihre Vermehrung kann wohl die Folge (Peritonitis tuberc., Tumoren der Bauchhöhle), niemals die Ursache pathologischer Zustände sein.

Die Diastase der Linea alba ist vielmehr im mässigem Grade vielfach schon angeboren; im Säuglingsalter wird sie, infolge des physiologischen Meteorismus noch wesentlich vermehrt, eine geradezu charakteristische Eigenschaft des Abdomens. Diese Eigenschaft schleppt das Kind noch weithinein in die höheren Altersstufen mit, und erst in der Zeit der Geschlechtsreife formt sich die vordere Bauchwand so, wie wir sie bei Erwachsenen zu sehen und zn palpieren gewohnt sind. Die Hernien dieser Linea oder besser dieses planum album behalten natürlich ihre pathologische Bedeutung.

4. Gang der Untersuchung.

Schon die Art des Eintretens ins Krankenzimmer kann darüber entscheiden, wie dem Arzte die Untersuchung eines Kindes gelingt. Wenn er etwa vorher einen anderen Raum der Wohnung betritt, so ersuche er eine übertriebene Umgebung im voraus, ihn mit keinerlei Zuspruch und ähnlichen, wie wir hörten, unzweckmässigen Mitteln unterstützen zu wollen. Schläft der Kranke, so betrete der Arzt das Krankenzimmer zunächst nicht, sondern nach Möglichkeit einen anderen Raum, um die Anamnese zu erfahren. Denn es ist überaus wertvoll, das Kind

---

[1]) Zeitschr. f. Heilk. 1904.

zuerst im Schlafe sehen zu können, in dem Zustande, in dem Atmung, Puls, ungezwungene Lage, Gesichtsfarbe, Schlaftiefe ungestört beobachtet, Delirien, Zuckungen, von denen die Anamnese erzählt, auf ihre wahre Natur geprüft werden können. Man nähert sich nach der Erhebung der Vorgeschichte solch einem schlafenden Kinde möglichst geräuschlos, beobachte es zuerst, ohne es zu berühren, suche schliesslich mit der warmen Hand eine leicht zugängliche Arterie, Radialis oder Temporalis, auf und erst, wenn man alle Möglichkeiten der Beobachtung im Schlafe erschöpft hat, lasse man das Kind sanft wecken. Das soll der unbekannte Arzt nicht selbst besorgen, sondern eine Person der vertrauten Umgebung; er halte sich vielmehr zunächst klugerweise im Hintergrunde. Der Anblick eines Fremden beim Erwachen wirkt auf viele Kinder schreckhaft. — Ist der Kranke hingegen wach, so empfiehlt es sich alsogleich das Krankenzimmer zu betreten. Man tue das ruhig, ohne Gepolter, mit ruhiger, nicht lauter Stimme sprechend, grüsse das Kind nur mit flüchtiger Freundlichkeit aus der Ferne, gehe aber auf das Bett zunächst nicht zu! Man setzt sich im Krankenzimmer, um die Anamnese zu hören, und gewinnt damit zwei Vorteile: das Kind gewöhnt sich an des Arztes Anblick zunächst aus der Entfernung, und der Arzt wieder kann indes seine stillen Beobachtungen über das Benehmen des Kindes und seiner Umgebung machen. Zeigt es sich im Verlaufe der anamnestischen Mitteilungen, dass es bei einzelnen derselben nicht zweckmässig ist, sie in Gegenwart des Kindes zu erörtern, so kann man sie für später aufschieben oder vorübergehend in einen anderen Raum treten oder, ohne sich zu erheben, eine genügend unterrichtete Umgebung in so gewählter deutscher, mit Fremdwörtern gemischter Sprache — man weise, um nicht plötzlich lächerlich zu erscheinen, die Erwachsenen auf die Absicht hin! —, befragen, dass der Zweck auch im Krankenzimmer erreicht werden kann. Die Verwendung einer dem Kinde unverständlichen Sprache vermeide man! Das weckt fast immer Misstrauen, und der Arzt steht fürs erste vor der Aufgabe, dem Kleinen Vertrauen einzuflössen.

Bei der Aufnahme der Vorgeschichte, bei der man sich, um nichts Wichtiges zu vergessen, einer gewissen Ordnung befleissen und im übrigen an die in allen guten Lehrbüchern gegebenen

Weisungen halten möge, ist es wichtig, einen Einblick zu gewinnen in den Kreis, in dem das Kind lebt: Wohnungsverhältnisse, Besonnung, Wesen der erwachsenen Umgebung, Einfluss etwa einer verwöhnenden, massgebenden Grossmutter, einer zur weiteren Aufzucht herangezogenen früheren Amme des Kranken, Anteilnahme der Eltern und Geschwister an ihm, all' das sind wissenswerte Umstände, die man zum Teil, ohne erst fragen zu müssen, rasch erraten kann. Ist eine Person da, die das Kind besonders zu verwöhnen pflegt, — und das verrät sich gewöhnlich schnell, so ist es gut, sie noch vor der Untersuchung aus dem Zimmer zu schicken. Man erspart damit sich und dem Kranken eine leicht vermeidbare Schwierigkeit. Geschwister mag man, wenn nicht etwa der Verdacht einer ansteckenden Krankheit vorliegt, gerne zuschauen lassen; es wirkt erzieherisch. Selbstverständlich muss man jede Störung durch sie mild aber bestimmt abwehren.

Soll nun die Untersuchung beginnen, so ist es notwendig, sich das Kind von allen Seiten zugänglich zu machen. Das ist im Bette in der Regel nicht möglich, und man wird daher nur ganz ausnahmsweise, etwa bei einem Zustande, der Bewegungen besonders schmerzhaft macht, wie bei einer Fraktur oder bei Meningitis, die Untersuchung im Bette vornehmen. Sonst halte man sich an folgende Regeln! Säuglinge werden am besten im Liegen untersucht, auf einem kleinen Tische etwa, bei gutem Lichte, also beim Fenster oder unter der Lampe. Vom ersten Jahresende an, da sich die Kinder meist schon aufrecht zu halten pflegen, untersucht man die Kinder im Sitzen, weil sie so am wenigsten ängstlich werden, wenn sie von einer vertrauten Person auf dem Schosse gehalten werden. Der Arzt sitzt ihr gegenüber, die Lichtquelle ist im Rücken des Untersuchers. Diese Anordnung empfiehlt sich bis etwa zum achten Jahre. Von da an kann das Kind, wenn es nicht zu klein ist, allein dem Arzte gegenüber sitzen. Am Abend ist es manchmal, wenn die Beleuchtungsverhältnisse sonst ungünstig wären, zweckmässig, auch ein grösseres Kind unter der Lampe auf einem Tische zu betten. Die Kinder sollen gänzlich entblösst werden, Säuglinge im ganzen, grössere Kinder allmählich, etwa in zwei Teilen: zuerst der Oberkörper, dann der Unterleib.

Bei Kindern, auf deren Verständnis dafür man schon rechnen kann, also etwa vom Ende des zweiten Jahres an, wird man, bevor sie aus dem Bette genommen werden, gut tun, sich mit unbefangener Miene und freundlichem Grusse zuerst an das Krankenbett zu setzen und ein paar Worte mit sanft abgetönter Stimme zu wechseln. Handelt es sich um eine schwerere Erkrankung, so wird man auch darum gerne ans Bett treten, um aus der Lagerung gewisse Schlüsse ziehen zu können. Bei dieser ersten Besichtigung kann bereits die Kontrolle des Pulses und der Atmung, die vorläufige Prüfung der Temperatur geschehen. Zögert das Kind, mir die eine Hand zu geben, so warte ich nicht erst Widerspruch ab, sondern mache scheinbar aus eigenem Antriebe den Vorschlag, die eine Hand der Mutter, die andere mir, dem „Onkel Doktor", zu geben. Es ist gut, bei kleinen Kindern als „Onkel" eingeführt zu werden; das räumt oft allein schon ein Stück Voreingenommenheit hinweg.

Die Untersuchung soll, soweit das durchführbar ist, nicht als eine Amts-Handlung ablaufen, die vom Arzte über das Kind verhängt ist, sondern als ein Spiel, an dem der Kranke tätigen Anteil nimmt. Der Arzt halte also die ganze Zeit hindurch eine freundliche, abgedämpfte Stimme fest, jeder seiner Griffe sei zart und werde von einer dem Kinde verständlichen Legende umsponnen, während der ganzen Zeit der Untersuchung spreche er immer wieder etwas zum Patienten, denn längere Pausen des allgemeinen Stillschweigens, während mit ihm scheinbar mutwillig, sicher ohne seine Zustimmung Ungewohntes vorgenommen wird, wirken auf ihn beängstigend. Es bleibt mir, um deutlich zu sein, wohl nichts anderes übrig, als den Hergang, wie er sich etwa abspielen soll, in allen Einzelheiten, und so anschaulich ich kann, zu schildern[1]): Ich sitze also z. B. dem Hans am Fenster bereits gegenüber. Er sei drei Jahre alt, die Anamnese lasse eine fieberhafte Grippe annehmen. In respektvoller Entfernung darf das fünfjährige Lieschen zuschauen. Ich will zunächst den Puls und die Atmung an der Hand der Uhr nochmals kontrollieren. Ich erfasse mit meiner Linken des Knaben rechtes Handgelenk und lege ihm mit den Worten: „Hanserl, Du wirst mir das Uhrli halten!" die Uhr in seine offene rechte Hand. Zeigt das Kind eine gewisse Beunruhigung, so lenke ich es damit fast immer glücklich ab,

---

[1]) Die Darstellung trägt den Wiener Lokalton; er lässt sich leicht transponieren.

dass ich ihm an der Uhr den Sekundenzeiger als kleinen Uhrenhansi vorstelle, der tanzt, während ihm die grossen Zeiger, Vater und Mutter, zuschauen.

Nun sollen Kopf und Gesichtsteile untersucht werden, nachdem man sich von Hautfarbe, irgend einem charakteristischen Ausschlag, Gesichtsausdruck oder -typus den nötigen Eindruck ja bereits verschafft hat. Das geschieht im Zwiegespräch: „Hanserl, wo hast du deine Haare?" Das Kind zeigt sie: „Da sind die Haare!" Und während ich sie gebührend bewundere, wird der Schädel untersucht. Handelt es sich um ein kleines Mädchen, so unterlasse ich es nicht, es um seine Haarschleife bewundernd zu beneiden, ihm auch meinen Taschenspiegel vorzuhalten, um meinen Neid gebührend zu rechtfertigen. Die Untersuchung geht weiter! „Burscherl, wo hast du deine Augen?" und der Reihe nach Ohren, Nase, Mund, Zähne, Zunge. Bei der Zunge tut die Anerkennung der Grösse offenbar wieder sehr wohl, sie wird noch besser herausgestreckt. „Wie ein Krampus!"[1]), pflege ich bewundernd anzuerkennen. Rachenbesichtigung und eine etwa notwendige Spiegeluntersuchung des Ohres wird auf den Schluss verlegt. Dann zeigt mir Hanserl den Hals᾽ äusserlich, und nunmehr soll das Hemd abgelegt werden. „So, jetzt zeigt mir der Hansel, wie dicke Arme er hat!" und hurtig hilft das Bübchen seinen Körper entblössen. Wieder bewundere ich, zeige ihm selbst seine Vorzüge, als wüsste er von ihnen noch zu wenig, prüfe dabei Paniculus, Muskel, Knochen und gehe zur Besichtigung des Thorax über.

Nun soll das Hörrohr auf den Plan treten. Das Spiel geht also weiter: „Hansi, kennst du schon meine Trompete?" Nein, natürlich kennt er sie noch nicht und versichert nebenbei, dass er auch eine besitze. „Na, dann werde ich die Trompete rufen," sage ich, hole mein Hörrohr und die zugehörige Platte heraus, den „Hut". Natürlich muss sich die Trompete den „Hut" aufsetzen, wenn sie den Bubi besuchen kommt, und schön grüssen. Sie kommt also mit einigen kleinen Schritten über meinen Oberschenkel z. B. daher, neigt sich tief und sagt, d. h. ich sage mit feiner Stimme, wie etwa eine Trompete sprechen könnte: „Guten Tag, Hansi!" und Hansi grüsst erstaunt über so viel

---

[1]) Spottbilder des Teufels mit einer langen Zunge, die am Nikolaustage gerne geschenkt werden.

Höflichkeit auch und darf nun die „Trompete" halten. Ich will perkutieren: „Jetzt werden wir mit den Fingern so anklopfen," — ich zeige in der Luft, wie — „ob jemand „Herein!" sagt". Um die nötige Ruhe zu erzielen, fordere ich die Umgebung, nicht den Hansi, auf, recht still zu sein, namentlich das bewundernd zuschauende Liserl, damit wir hören, ob jemand· „Herein" ruft. Ich klopfe die Vorderseite des Thorax ab, mache aufmerksam, wie es „Bum, bum!" tönt, bedauere immer wieder, dass niemand „Herein!" sagt, vermute, dass wohl niemand zu Hause ist und borge mir dann vom Hansel die Trompete. Die will natürlich „horchen, ob wirklich niemand zu Hause ist", vorher aber muss sie dem Kinde ein paar „Bussi" geben, also etwa auf jede Hand eines und eines auf die Brust, um ihn das Aufsetzen auf die Brust angenehmer empfinden zu lassen. Und nun horcht sie, zuerst da, dann dort, oben am Hals (Lungenspitzen), bei jedem Schritte wird irgend etwas gesagt, am besten etwas zum Lobe der „braven" Trompete, die überall horcht, ob niemand zu Hause ist, und den Hanserl so lieb hat. Bin ich vorn fertig, dann darf er mir die „Trompete" wieder halten und muss mir nun zeigen, welch breiten Rücken er hat. Man besichtigt die Wirbelsäule und setzt die Perkussion unter demselben Vorwande fort wie früher. Und nun kann man einmal zur Abwechslung wirklich mit veränderter leiser Stimme „Herein!" sagen, und Hansi errät auf meine Frage stolz, dass ich das gesagt habe. Und wenn die „Trompete" neuerlich ihren Dienst wieder antreten soll, dann muss sie natürlich zuerst wieder ein „Bussi" geben, etwa auf eine Schulter, und nun, während „gute Reden sie begleiten", da und dort horchen, bis sie befriedigt wieder in Hansels Hand znrückkehrt. Wo das Kind etwa mit dem Fernsprecher vertraut ist, also namentlich in wohlhabenden Kreisen, kann man mit der „Trompete" auch „telephonieren" und das Spiel in dieser Bahn abwickeln. Es kommt immer nur darauf an, die Teilnahme und das Verständnis des Kindes für die Untersuchung zu wecken, und diese nicht als etwas Unerhörtes, Fremdartiges sich wortlos abwickeln zu lassen.

Das Hemd kann wieder angezogen werden, und der Unterleib wird besichtigt. Wieder frage ich den Kleinen, wo er seinen Bauch habe, und mit dem ganzen Stolze des Besitzers ist er zur Untersuchung bereit. Kleine Kinder können auf dem

Schosse der Pflegeperson gelagert werden, wenn nötig erweitere ich die Liegestätte um meine hinzugeschobenen Schenkelflächen; grössere Kinder legt man auf einen Diwan oder auf ein Bett. Niemals soll der Arzt die Lagerung mit eigenen Händen vornehmen, weil das einer Überwältigung zu sehr ähnelt und Angst weckt; man überlasse es der Pflegeperson, von der das Kind Derartiges gewöhnt ist. Die Frage nach dem Bauche und seine Auffindung begleite ich gerne mit Scherzworten oder mit einem scheinbar ratlosen Suchen nach ihm, um den Kranken in seiner neuen Lage die frühere Sicherheit vollkommen wiederfinden zu lassen. Die Perkussion mit der starken Tympanie kann etwa zur Frage an das Lieschen führen, ob denn der Hans hier eine Trommel versteckt habe, und so für heitere Stimmung sorgen. Die Palpation des Abdomens bedarf besonderer Vorkehrungen, um dem Spannen der Muskeln zu begegnen. Man lenke des Kindes Aufmerksamkeit also ab! Aber wie? Mir hat sich folgender kleine Scherz gut bewährt: Ich frage das Kind schon vor dem Beginne der Untersuchung des Bauches, ob es wahr ist, dass es ein „Mausi“ im Bauche habe. Befremdet über ein so sonderbares Gerücht, sagt es natürlich: „Nein!“, und ich schlage vor, wir wollten doch suchen. Und mitten unter dem Palpieren pfeife ich ein paarmal recht fein und tue erstaunt, dass da nun wirklich ein „Mausi“ pfeife. Der ganze Vorgang und die „Entdeckung“ lenken die Aufmerksamkeit des Kindes so sehr auf sich, dass es gut entspannt, ausserdem stellt es natürlich leicht fest, dass ich gepfiffen habe, und fühlt sich mir nun, da es mich überlistet hat, so sehr überlegen, dass es mich von jetzt an — geradezu mit Auszeichnung und Nachsicht behandelt. Dieser kleine Kunstgriff hat sich mir ausserordentlich bewährt; die meisten Kinder meiner Klientel freuen sich förmlich auf den Augenblick, in dem die angeblichen „Mäuschen“ zu pfeifen anfangen.

Die übrige äussere Untersuchung lässt sich in dieser Stimmung leicht zu Ende führen. Dann kommt Mundhöhle und Rachen an die Reihe, ein Augenblick, vor dem die meisten Kinder, Mütter, aber auch Ärzte zittern. Und doch ist gerade dieser Teil der Untersuchung so wichtig, dass sich eine Flüchtigkeit oder Unverlässlichkeit bei ihm schwer rächen kann: Ich reiche also dem Kinde schon früher, etwa, bevor ich die Beine untersuche, den Löffel oder das Spatel, mit dem ich später eingehen will, um dem Werkzeug allen Schrecken zu nehmen. Dann bitte ich es, mir den Löffel zu borgen: „Wir wollen uns jetzt deine Zähne anschauen!". Die Mutter ergreift auf meine Weisung an dem wieder auf dem Schosse sitzenden Kinde mit der rechten Hand das rechte, mit der linken das linke Kinderhändchen, aber ganz sanft, und ich hebe nun mit dem Löffel zuerst die Lippen recht zart ab, dann die Wangen und unterziehe so die Schleimhäute der Besichtigung. Dann fordere ich Hänschen auf, den Mund weit zu öffnen, damit ich alle Zähne sehen könne, und bewundere wieder einmal, wie viel Zähne er habe, und wie gross sie seien, und wer sie denn so schön geputzt habe. Entweder es öffnet nun den Mund so weit, dass man den Rachen gut übersehen kann; dann darf man auf die Verwendung des Löffels verzichten. Oder es ist notwendig, die Zunge niederzudrücken: dann sage ich: „So, jetzt wirst du mir noch die Zunge zeigen und dann sind wir fertig." Und ich drücke auf den Zungenrücken ganz leise und steigere allmählich den Druck. Es gelingt dann immer ohne Schwierigkeit, ohne Weinen, zur Verwunderung der anders gewöhnten Umgebung den Rachen zu überschauen.

Ähnlich muss das Vorgehen sein, wenn irgend eine Spezialuntersuchung angeschlossen werden muss, etwa der Ohren, der Nase, des Afters, wobei ärztliche Geräte zur Verwendung kommen. Solche lasse man, wo es angeht, wenn es sich also nicht um gefährliche oder sterile Gegenstände handelt, das Kind halten und sich dann von ihm reichen. Ich möchte das an der Ohruntersuchung erläutern, weil das dem Kinderarzte besonders oft unterkommt: Ich teile dem Hans mit, dass die „Trompete" eine Trompetenmutter ist, und frage, ob ich auch die Trompetenkinder herbeirufen soll. Natürlich soll ich das, und der Kleine sieht nicht mit angstvoller Spannung, sondern mit kindlicher Neugierde zu, wenn ich das „Bett", meine Tasche, öffne, um die „Trompetenkinder", die Ohrtrichter, und den Reflektor herauszuholen. Ich stelle ihm die Kinder vor und reiche sie ihm: eines ist womöglich der Trompetenhansel, das andere die Trompetenliesel. Der Reflektor wird als lustiger Spiegel vorgeführt: man zeigt dem Kinde, wie dick meine und seine Finger, wie gross seine Nase darin erscheint, und um den Scherz voll zu machen, stülpe ich mir den lustigen Spiegel als Hut auf den Kopf. „Jetzt wollen wir aber sehen, ob auch deine Ohren so gross sein werden!" und man setzt sich am Fenster oder bei einer geeigneten Lichtquelle zurecht. Nun sieht man zunächst ohne Trichter ins Ohr — oft bedarf man ja seiner überhaupt nicht und wundert sich über das grosse „Elephantenohr". Brauche ich den Trichter, so „muss ich das doch dem „Trompetenhansel" auch zeigen. Bitte, gib mir ihn!" Und das Kind reicht mir willig den Trichter, und ich spreche ihn ermunternd an: „So, Trompetenhansel, schaue dir das grosse Ohr des Hansi an!" Und die Einführung des Trichters und ruhige Besichtigung des Trommelfelles ist leicht zu bewerkstelligen, wenn man das leutselige Gespräch mit dem „Trompetenkind" fortführt. Brauche ich zur Entfernung von Cerumen etwa die Ohrenpinzette, so sage ich: „Hansi, du hast Schmutz im Ohr. Aber sieh' her, ich habe so dicke Finger, mit denen kann ich doch nicht den Schmutz aus dem Ohrli nehmen. Da muss ich mir kleine, dünne Fingerl holen." Und die Ohrenpinzette wird unter diesem Künstlernamen vorgestellt, ich zeige, wie geschickt sie mit den „Fingerln" Watte greifen kann, Hänschen nimmt sie in die Hand, und ich kann mit den dünnen Fingerchen, ruhig die beabsichtigte Reinigung durchführen. Zur Erhöhung meiner Vertrauenswürdigkeit zeige ich dem Kinde auch die Ergebnisse meiner Bemühung, und je grösser das Stück Cerumen, je reichlicher bei einer Eiterung der Eiter, desto grösser mein Ansehen und meine Beliebtheit.

Es mag nun scheinen, dass das Vorgehen, das ich hier so ausführlich dargelegt habe, vor allem sehr zeitraubend sei, doch trifft das durchaus nicht zu. Da ich mir jeden Widerstand aus dem Wege räume, da ich nicht statt eines zehn Versuche machen muss, um ans Ziel zu kommen, erspare ich vielmehr an Zeit, dabei aber auch an Energie, Aufregung, und das nicht nur mir, sondern auch dem Kranken und seiner Umgebung. Die Beziehungen zwischen Arzt und Kind werden so mit dem ersten Besuche herzlich, und die Dankbarkeit der meist anders gewöhnten Umgebung ist dem ersteren sicher. Das Vertrauen wird erhöht und damit zweifellos auch der Erfolg seines Wirkens. —

Den Vorwurf, dass solche Methoden Abgeschmacktheiten seien, es sei überflüssig, „so viel Geschichten" zu machen, kann man ruhig hinnehmen; das Urteil der Eltern und die Zuneigung der Kinder scheinen mir doch der entscheidende Massstab für das ärztliche Tun zu sein.

Jeder ärztliche Besuch schliesse mit einer Waschung der Hände und des Hörrohrs! Hat man sich daran gewöhnt, so wird man es da nicht vergessen, wo es unbedingt geboten ist, man wird jedenfalls das Vertrauen erhöhen und sich vorteilhaft von anderen weniger reinlichen Ärzten unterscheiden, und schliesslich auch erziehlich wirken. Bei Neugeborenen wasche man sich auch vor der Untersuchung.

5. Allgemeine Bemerkungen zur Therapie der Kinderkrankheiten.

Wer ausser den gebräuchlichen Lehrbüchern einen besonderen Ratgeber für die Behandlung der Kinderkrankheiten sucht, sei auf das vortreffliche Buch von Neumann[1]) verwiesen. Hier seien nur einige allgemeine Bemerkungen niedergelegt!

Die Behandlung eines kranken Kindes werde stets seinen besonderen Verhältnissen angepasst! Man behandelt nicht eine Pneumonie, sondern ein bestimmtes an Lungenentzündung erkranktes Kind in einer bestimmten Umgebung! Diesen besonderen Verhältnissen muss die ärztliche Verordnung Rechnung tragen. Man berücksichtige also neben den Notwendigkeiten der Erkrankung die physischen und materiellen Möglichkeiten der Familie! Es ist nicht bloss zweck-, sondern auch herzlos einer armen Mutter von einem Aufenthalte in einer kostspieligen und daher unerschwinglichen Heilstätte zu sprechen, Heilmittel zu verschreiben, die entweder nicht zu erhalten oder nicht zu erschwingen sind; denn Herzleid ist ein schlechter Helfer am Krankenbette.

Die ärztlichen Verordnungen sollen bestimmt lauten, und also keine Wahl lassen. Unter den Möglichkeiten hat der Arzt zu wählen und nicht die pflegende Mutter! Er verordne nicht zu viel, also nicht mehr, als der Zustand des Kranken erfordert und als geleistet werden kann, befleisse sich einer gewissen logischen Reihenfolge und fasslichen Art seiner Anordnungen und nenne ihren Zweck! Die Pfleger sollen uns nicht geistlose Werkzeuge, sondern zweckbewusste Helfer sein; das tut dem An-

---

[1]) Über die Behandlung der Kinderkrankheiten. Von Dr. H. Neumann, Berlin, Oskar Coblentz, 1904, 4. Auflage.

sehen des Arztes nicht nur keinen Eintrag, sondern fördert es sogar, vor allem aber die Pflege des Kranken. Man vergesse keiner naheliegenden Möglichkeiten und wichtigen Anordnungen! Es ist z. B. wichtig, jedesmal bei einer ernsteren Erkrankung die Ernährung vorzuschreiben, und den Weg, auf dem man nötigenfalls für die Entleerung zu sorgen hat. Sehr zweckmässig ist es, die Anordnungen zum Schlusse des Krankenbesuches in Schlagwörtern niederzuschreiben. Man kontrolliert sich selbst, von den Angehörigen wird diese Stütze des Gedächtnisses sehr dankbar empfunden, und man kann um so strenger auf der genauen Einhaltung der Vorschriften bestehen. Auf demselben Papier können dann die Temperaturen vermerkt werden, bei dem nächsten Besuche wird die schriftliche Verordnung fortgeführt werden, und so entsteht allmählich eine auch für den behandelnden Arzt wertvolle Teilkrankengeschichte, die namentlich auch dann gute Dienste leistet, wenn sich die Zuziehung eines zweiten Arztes als zweckmässig erweist.

Die ärztlichen Verordnungen sollen, soweit es dem Zwecke nicht schadet, dem Kranken und den Pflegern Unannehmlichkeiten ersparen. Der Arzt muss wissen, was Kindern peinlich oder unmöglich ist, den Geruch und den Geschmack der von ihm vorgeschriebenen Arzneien soll er kennen. Kinder können z. B. Pillen, Tabletten, Kapseln nicht schlucken; der Kinderarzt muss dem Rechnung tragen. Ein Bad mit Abkühlung ist den meisten Kindern lieber als Packungen, viele Kinder sträuben sich gegen einen Einlauf. Wie und wann Mittel zu verabfolgen sind, wie man Umschläge, Bäder, Tee und anderes zu bereiten hat, muss verständlich erklärt, wenn es nottut, gezeigt werden. Das genannte Buch von H. Neumann ist für den Anfänger eine wertvolle Fundgrube von Winken.

Dem Kinde gegenüber sei man auch bei der Behandlung ehrlich, dabei freundlich, aber bestimmt! Es ist wertlos, beim ersten Löffel einer bitteren Arznei mit einer Unwahrheit durchzukommen; der nächste Löffel macht dann um so grössere Schwierigkeiten. Das Kind muss auch minder Wohlschmeckendes tapfer schlucken; ein Stückchen Schokolade kann als Nachtrag, wo es angeht, folgen. Aber auch das soll der Arzt anordnen, als gehörte es notwendig dazu. Das gilt für alle irgendwie unangenehmen Eingriffe, wie kalte Umschläge oder Übergiessungen, nicht minder, als für schmerzhafte Eingriffe. Man kann Pirquetsche Proben, Kuhpockenimpfungen, Serum- oder andere Injektionen durchführen ohne Schmerzenslaut, ohne Widerstand und ohne nachträglichen Unwillen des Kindes, wenn man wieder, ähnlich wie bei der Untersuchung, die Vorbereitungen zu einem scherzhaften Spiele gestaltet und unmittelbar vor dem schmerzhaften Eingriffe dem Kinde ehrlich ankündigt, man würde jetzt ein wenig stechen oder schneiden u. s. f. Also nicht die alte Methode: „Ich tue dir nichts!", und im nächsten Augenblicke hat man sich selbst Lügen gestraft und nicht nur selbst jedes Vertrauen des Kindes verwirkt, sondern auch seinen Sinn für Wahrhaftigkeit schwer erschüttert! Aber auch der anderen Verfehlung soll begegnet werden, dass die Umgebung schon Stunden vorher dem Kleinen die Impfung oder eine Operation ankündigt. Kommt Zeit, kommt Rat! Das Kind lebt dem Augenblicke und kann der „Seelenstärkung" Stunden vorher entraten.

Die Wirkung der Mittel, die der Arzt verordnet, muss er genau kennen, um sie der Umgebung vorhersagen zu können. Schweissausbruch, vermehrter oder verminderter Husten, Veränderung des Fiebers, des Schlafes, des Stuhles, alles das kann den Pflegern unnötige Sorgen einflössen, wenn sie nicht darauf vorbereitet werden. Wo man Neigung zum Leichtsinn annehmen darf, schärfe man das Verantwortlichkeitsgefühl, wo übergrosse Ängstlichkeit und Zärtlichkeit zur Verzärtelung führt, baue man vor! An manche kindliche Erkrankung schliessen sich Zeichen einer Neurose an, weil die überzärtlichen Pfleger die Ansprüche des Kindes zu einem Masse gesteigert haben, das es nach der Genesung mit den harten Tatsachen in Konflikt bringen muss. Wenn Nachtwachen notwendig sind, besonders für eine Reihe von Nächten, dann muss man mit den vorhandenen Kräften haushalten. Es kommt vor, dass in den ersten Nächten keiner der Ruhe pflegen will, und in der dritten Nacht sind alle bereits mit ihren Kräften zu Ende.

Schliesslich seien noch einige meines Erachtens nicht unwichtige Bemerkungen über die Ernährung kranker Kinder gemacht! Auch auf diesem Gebiete herrschen mannigfache volkstümliche und scheinwissenschaftliche Vorurteile und reflektorische

Anordnungen. — Soweit es sich um Erkrankungen des Verdauungskanales handelt, gehört die für den Kranken gewählte Kost zu den ärztlichen Verordnungen im engeren Sinne, die so gut schriftlich niedergelegt werden sollen, wie alle anderen. Worauf ich ziele, das ist die fast allgemein geübte, oft weitgehende Einschränkung der Ernährung bei jeder, namentlich fieberhaften Erkrankung. Es ist ohne weiteres zuzugeben, dass es einem wohlgenährten oder gar überfütterten Kinde wenig schadet, wenn es auf der Höhe der Morbillen einige Tage nur flüssige Nahrung in geringen Mengen nimmt. Nicht gleichgültig wird das schon bei einem zarten, unterernährten oder gar tuberkuloseverdächtigen Kind sein. Vollends als schädlich ist die Verordnung der sogenannten „blanden" oder „Fieberkost" zu bezeichnen, wenn es sich um eine länger dauernde fieberhafte oder gar fieberlose oder nur mit geringen Steigerungen einhergehende Erkrankung handelt. Auch die Berufung auf Untersuchungen über die Veränderung der Magensaftsekretion im Fieber kann mich in dieser Überzeugung nicht irre machen. Zahllose Erfahrungen haben mich gelehrt, dass viele Kinder auch im Fieber, sei es freiwillig, sei es auf gütliches Zureden und namentlich bei kluger Auswahl der Gerichte recht ansehnliche Mengen auch gemischter Kost nehmen und gut vertragen. Wenn wir so die Unterernährung vermeiden, entgehen wir einer wichtigen Schädlichkeit fieberhafter Erkrankungen, die bei zarten Organismen geradezu eine bedenkliche, wie ich wiederholt betonen muss, meist mutwillige Komplikation der Grundkrankheit bedeutet. Man darf nicht einmal sagen, Probieren gehe über Studieren; nein, zielbewusstes Probieren ist Studieren! Ich komme bei chronischen oder mindestens längeren Fieberzuständen stets ohne Alkohol aus, aber ich lege Gewicht auf reichliche Nahrung in schmackhafter, beim Kranken beliebter Zubereitung, in flüssiger und weicher Form. Das Zerbeissen fester Nahrung ist den Kranken lästig und bleibe ihnen daher erspart. Wichtig ist dabei eine erhöhte Mundpflege, also eine gründliche aktive oder passive Spülung vor und nach jeder Mahlzeit, daneben etwa zweimal des Tages ein Reinigung der Zähne. Bei diesem Verhalten sehen die Kinder oft nach der Erkrankung besser aus als vorher, ja es gelingt zuweilen geradezu eine Mastkur während einer leichteren Erkrankung.

Aus diesen kurzen, durchaus nicht etwa erschöpfenden Bemerkungen ergibt sich, dass der Arzt zur Durchführung einer
Krankenpflege mannigfache Ratschläge beizusteuern hat, die
weit über den rein medizinischen Rahmen hinausgehen. Er
muss Menschen- und Sachkenntnis besitzen, Witz und die Fähigkeit rascher Improvisation, wohlwollendes Verstehen und un-
beirrbares Beharren auf dem als richtig Erkannten, anspornenden
Optimismus und erdständiges Wirklichkeitsgefühl in sich ver-
einen. . Wenn Nothnagel mit Recht sagte, nur ein guter
Mensch könne ein guter Arzt sein, so muss man dem hinzu-
fügen, nur ein kluger Mensch kann allen Anforderungen eines
guten Arztes genügen. — Wann werden wir soweit sein, dass
die medizinischen Hochschulen ihre Jünger nach diesem Mass-
stabe werden wählen können?

6. Bedeutung der Organminderwertigkeitslehre für die Kinderheilkunde.

Eine der wichtigsten Aufgaben der Heilkunde ist die Er-
forschung der Krankheitsursachen; ruht doch auf ihr die Möglichkeit einer zielbewussten Krankheitsverhütung. Theoretisch
stellt sich die Ätiologieforschung verhältnismässig einfach dar;
der gesunde Mensch und die wohlcharakterisierte Krankheit
scheinen die zwei bekannten Grössen zu sein. Um aus dem
gesunden Menschen A den scharlachkranken Menschen B zu
machen, scheint es einer vorläufig unbekannten Grösse x zu
bedürfen, eben der Krankheitsursache. Sie lässt sich natürlich
nicht errechnen, sondern es muss durch die vergleichende Beobachtung der Kranken in den ersten Tagen der Erkrankung,
der Vorgeschichte ein immer gleichbleibender Befund ermittelt
werden, der, sobald er einen gesunden Menschen betrifft, zu jener
Erkrankung führt. Die Beweisführung stützt sich also auf Einzel-
beobachtungen, und je grösser ihre Zahl, desto mehr Wahrscheinlichkeit hat der Schluss für sich.

Aber zahlreiche Beobachtungen haben bekanntlich ergeben,
dass auch solche Erkrankungen, deren Erreger sichergestellt
sind, nicht unausbleiblich ausbrechen, wenn diese auf einen
gesunden Menschen treffen. Die scheinbar eindeutige, bekannte
Grösse der „gesunden" Menschen ist so verschiedenartig und
durchaus noch unerforscht, dass man neue Bedingungen auf-

stellen musste: einerseits die Disposition oder Krankheits-
bereitschaft als einen gewissen Mangel, anderseits als Vorzug
die Immunität oder Giftfestigkeit. Diese Festigkeit, deren Wesen
bei den Infektionskrankheiten am durchsichtigsten ist, welche,
einmal durchgemacht, eine wiederholte Erkrankung im allgemeinen ausschliessen, liegt in zahlreichen anderen Fällen noch
völlig im Dunkeln, desgleichen der verschiedenartige Verlauf
derselben Erkrankung bei verschiedenen Menschen etwa desselben
Lebensalters und der gleichen Konstitution. Eine Fülle von
Fragen harrt da der Beantwortung.

Warum erkranken bei gleicher Infektionsgelegenheit in
einer Klasse an Masern und Windpocken fast alle, die diese
Krankheit noch nicht durchgemacht hatten, an Parotitis erheblich
weniger, an Diphtherie und Scharlach noch weniger, an akutem
Gelenksrheumatismus keiner? Was bedingt die Auswahl? Woran
liegt es, dass bei der Parotitis in einer grossen Anzahl der Erkrankungen die Submaxillaris beteiligt ist, bei einzelnen auch
das Pankreas? Warum führen die Masern bei manchen Kranken
trotz der besten Pflege zur Pneunomie, der Scharlach zur
Nephritis, der Typhus zur Perichondritis laryngis? Warum
führen bei einem Kinde alle Infektionen des Nasen-Rachen-
raumes so leicht zu Mittelohrerkrankungen, auch nach der Entfernung der hypertrophischen Rachenmandel, bei einem anderen
niemals? Warum macht ein Kind in wenigen Jahren drei Lungen-
entzündungen durch, ein anderes, das unter den scheinbar gleichen
Bedingungen lebt, gar keine im ganzen Leben? Warum neigt
eines bei der sorgfältigsten Auswahl der Nahrung zu Darm-
katarrhen, während das andere bei völlig zweckwidriger Kost
gesund bleibt? — Es will mir scheinen, dass in dieses schier
undurchdringliche Gestrüpp von Unerklärlichkeiten die Lehre
von der Organminderwertigkeit, die, auf andere Autoren, namentlich Martius gestützt, der Wiener Arzt Alfred Adler[1]) besonders
klar formuliert hat, etwas Licht gebracht hat. Die Disposition
für viele Erkrankungen, namentlich auch für viele Komplikationen
wird verständlicher durch die Annahme einer vererbten histologisch-
biologischen Minderwertigkeit des betreffenden Organes.

---

[1]) Adler, Studie über Minderwertigkeit von Organen. Urban & Schwar-
zenberg, Berlin-Wien, 1907.

Ich habe versucht, der Frage an einer verhältnismässig durchsichtigen Tatsachensammlung näher zu treten. Wenn man gesunde Neugeborene mit aller Sorgfalt an der Mutterbrust ernährt, so wäre die Erwartung berechtigt, dass diese Kinder ohne wesentliche Schwierigkeiten, namentlich auch ohne Verdauungsstörungen gedeihen werden. Das ist jedoch durchaus nicht der Fall, die Kinder, die bei dem idealen Brustmilchstuhl ruhig gedeihen, sind vielmehr recht spärlich. Die meisten zeigen bei sogenannten dyspeptischen Stühlen namentlich in den ersten Lebenswochen recht auffällige Beschwerden, ohne im Gedeihen wesentlich gestört zu sein, von ihnen gibt es aber Übergänge über lange mehr oder weniger verzögertes Gedeihen bis zu schweren Bildern des sichtlichen Verfalles bei pylorospastischen oder anderen schweren Störungen des Verdauungsablaufes. Hier liegen alle äusseren Bedingungen so günstig, dass die Schuld an dem Misserfolge wohl mit Recht in der Beschaffenheit des kindlichen Organismus, also vor allem seiner Verdauungsorgane gesucht werden muss. Der Versuch einzelner Autoren, die Ursache der Störungen in der Beschaffenheit der Milch, ihrer chemischen Zusammensetzung nachzuweisen, ist wenig beweiskräftig: erstens sind diese Störungen so häufig, dass die normal zusammengesetzte Milch demzufolge recht selten sein müsste, zweitens passen sich die meisten Säuglinge, wenn man die Geduld nicht verliert, bei derselben Milch allmählich an, und drittens nützt es vielen dieser Kinder nichts, wenn man die Amme ändert, während ein zweites Kind bei der Amme, deren Milch angeblich so schädlich zusammengesetzt sein sollte, tadellos gedeiht. Bei einer vorurteilslosen Beobachtung dieser Vorkommnisse wird man zu dem Schlusse gedrängt, dass viele Säuglinge mit Verdauungsorganen geboren werden, die ihrer neuen Aufgabe noch nicht angepasst sind, und dass diese Anpassung meist erst in Wochen oder Monaten gelingt. Bei der Durchforschung der Funktion und etwaiger Erkrankungen der Verdauungsorgane bei den nächsten Aszendenten dieser Säuglinge stellt sich heraus[1]), dass hier in überzeugend grosser Zahl belastende Momente vorliegen, wenn man Säuglinge mit

---

[1]) Friedjung, Ernährungsstörungen der Brustkinder und Konstitution. Festschr. f. Heubner, Zeitschr. f. Kinderheilk. 1913.

ungestörter Verdauung zum Vergleiche heranzieht. Welcher Natur die so zutage getretene Organminderwertigkeit ist, darüber wissen wir vorläufig nichts; aber wir müssen mit ihr als klinischer Tatsache rechnen lernen, sie muss in den Überlegungen des Arztes die ihr gebührende Rolle erhalten. Einige Beispiele sollen das erläutern: Ich werde bei noch ungeborenen Kindern mit der genannten Belastung noch dringender als sonst fordern, dass man die natürliche Ernährung ins Auge fasse. Bei den ersten Schwierigkeiten werde ich mit gutem Gewissen zur Ruhe und Geduld mahnen können. Zu einem Ammenwechsel werde ich, besonders wenn die Mutter selbst stillt, nicht leicht meine Zustimmung geben oder raten, weil ich weiss, dass der Grund zu den Beschwerden in dem Säuglinge gelegen ist. Ich werde darauf bestehen, dass er, solange es angeht, mindestens mit Zwiemilch aufgezogen werde, und auch bei älteren Säuglingen vor der heissen Jahreszeit der gänzlichen Entwöhnung meine Zustimmung versagen. Sind solche Kinder über das erste Jahr hinaus, so werde ich umgekehrt allzugrosser Ängstlichkeit entgegentreten. So ein minderwertiges Organsystem soll mittels wohlbedachter langsamer Steigerung der Belastung zu höheren Leistungen erzogen werden. Manche dieser Kinder werden später gute Esser, und wenn man Überschreitungen des entsprechenden Masses vermeidet, lernen sie alles vertragen.

Ähnliche Erfahrungen hinsichtlich der Vererbung der Organminderwertigkeit, nicht etwa derselben Erkrankungsform, habe ich, ohne indes zahlenmässige Belege liefern zu können, bei Störungen des uropoetischen Systems gemacht. Enuresis, Cystitis, Pyelitis finden sich verhältnismässig oft an Kindern, deren Aszendenten auch über eine Anfälligkeit dieses Organsystems zu berichten wissen. Wie mir scheint, ist diese Anschauung auch sonst geläufig, wenn es sich um Nasen-Rachenerkrankungen, im Anschlusse daran um Ohrenleiden handelt, ebenso bei der Neigung zu leichteren und schwereren Erkrankungen der tieferen Luftwege und der Augen. Aus diesen Erfahrungen muss der Arzt die Verpflichtung ableiten, bei den Ratschlägen für die Aufzucht der Kinder solchen Tatbeständen Rechnung zu tragen. Er wird im allgemeinen keine Ängstlichkeit grossziehen, sondern auf die Erzielung von schrittweise höheren Leistungen bedacht sein. Soweit er grobe anatomische Missverhältnisse verbessern

kann, wie an Nase und Rachen, wird er es, ohne operations-
wütig zu sein, empfehlen, und sich dabei dessen bewusst bleiben,
dass er damit nur grobe Abweichungen beseitigt, ohne die
Minderwertigkeit des Organs im übrigen zu ändern. Das wird
ihn zur Vorsicht in der Prognose mahnen und zur Einsicht,
dass mit der Operation noch lange nicht alles getan ist. Der
Abhärtungspflege bleibt noch ein grosser Raum vorbehalten,
und man wird demgemäss der Individualität des Kindes bei
der Erteilung prophylaktischer und therapeutischer Ratschläge
weit mehr Beachtung schenken müssen als bisher.

II. Besonderer Teil.

1. Die natürliche Ernährung des Säuglings.

So seltsame Wendungen nimmt die Entwicklung der medizinischen Wissenschaft, dass es kaum zwanzig Jahre her ist, seit sie unter dem Eindrucke der Ergebnisse der Säuglingsforschung zur nachdrücklichen Empfehlung der natürlichen Ernährung zurückfand. Es ging eine Zeit voraus — damals bereitete man die jungen Ärzte fast nur im Hinblicke auf die zahlungsfähige Minderheit der Bevölkerung vor —, in der die Schätzung der Brusternährung ausserordentlich gesunken war: einerseits galt das Selbststillen für eine mit einer „höheren" Gesellschaftsstellung unvereinbare Tätigkeit, und die Ärzte fanden dazu willig zahllose Kontraindikationen, andererseits fühlte man sich mit dem durch den Namen S o x h l e t s gekennzeichneten Fortschritte der unnatürlichen Ernährung des Erfolges so sicher, dass man leichten Herzens zu ihr raten .zu dürfen glaubte. Ich erinnere mich lebhaft eines besonderen Auswuchses dieser Richtung: ein vielbeschäftigter Arzt widerriet einer gesunden jungen Frau das Stillen mit der Begründung, mit der Flasche könne man die Mahlzeiten zumessen, was an der Brust unmöglich sei. Heute ist der Kampf der Meinungen zugunsten der natürlichen Ernährung entschieden, und schon vor dem Kriege fand dieser Ruf in allen Kulturländern die Unterstützung der Öffentlichkeit um so mehr, als der Rückgang der Geburtenzahlen eine weisere Bewirtschaftung der Leben Neugeborener forderte.

Aber mit diesem Bekenntnisse zur natürlichen Säuglingsernährung ist noch nicht genug getan. Ihre Durchführung im Einzelfalle ist von mannigfachen Schwierigkeiten bedroht, die der Arzt vor allem genau kennen, dann richtig werten und überwinden lernen muss, wenn es nicht allzuoft damit bei einem frommen Wunsche bleiben soll. Nicht selten hat man den Eindruck, als habe die Meinung, „bei grossen Dingen genüge es, gewollt zu haben" auch hier das Gewissen allzu leicht beschwichtigt. Dazu kommt, dass ja in vielen Fällen andere Personen als der Arzt über Stillen oder Nichtstillen entscheiden oder mitentscheiden, ja in manchen Landstrichen besorgt das sogar schon die Sitte. In der Stadt sind es namentlich auch viele Hebammen, die in dieser Richtung schädlich wirken. Indes, fürs erste gilt es doch, die Ärzte der Förderung des Selbststillens dienstbar zu machen. Und dazu bedarf es der Kenntnis mancher bisher zu wenig gewürdigten Tatsachen.

Die Schwierigkeiten bei der Durchsetzung der natürlichen Ernährung im Einzelfalle können herrühren von der Umwelt der Wöchnerin, von dieser selbst oder vom Kinde. Selbstverständlich können sich diese verschiedenen Möglichkeiten auch miteinander verflechten.

Von den äusseren Hindernissen sind die wichtigsten und dabei manchmal schlechterdings unüberwindlichen die wirtschaftlichen. Es gibt gewisse Berufsformen, mit denen das Stillen unter gewöhnlichen Umständen überhaupt nicht vereinbar ist, vor allem die der Hausgehilfinnen, Erzieherinnen, die sich in den fremden Haushalt einfügen müssen. Für solche Mütter müssten die notwendigen Mittel beschafft werden, um sie wenigstens in den ersten drei Monaten nach der Entbindung der Notwendigkeit zu überheben, ihrem Berufe nachzugehen, und die Säuglinge wenigstens den schwersten Gefahren der unnatürlichen Ernährung zu entziehen. Günstiger schon liegen die Verhältnisse bei den Frauenberufen, die eine eigene Behausung zulassen. In grösseren Betrieben, die mit einer gewissen Anzahl von Frauen arbeiten, wäre die gesetzliche Verpflichtung zur Errichtung von Stillstuben wie in einigen anderen Staaten durchzusetzen, was bei uns bisher dem guten Willen überlassen blieb. Bei anderen Berufen, wie Hilfsarbeiterinnen, Handlungsgehilfinnen, Lehrerinnen, Hilfskräften in Ämtern usf. ist es möglich, für lange Zeit wenigstens die Zwiemilchernährung durchzuführen. Wenn eine solche Mutter Zeit hat, ihrem Kinde auch mittags die Brust zu reichen — auch das müsste gesetzlich geregelt werden —, so genügen im allgemeinen zwei Flaschenmahlzeiten des Tages, eine vormittags etwa um neun, eine nachmittags etwa um fünf Uhr, zu denen sich dann drei oder vier Brustmahlzeiten für 24 Stunden gesellen können. Die gleiche Einteilung ist auch bei den selbständigen Kauffrauen dort durchführbar, wo es nicht möglich ist, den Säugling zu den Mahlzeiten in die Geschäftsräume zu bringen. Solche Kinder gedeihen fast immer recht erfreulich, und im Falle einer ernsteren Ernährungsstörung hat man die Möglichkeit, das Kind für einige Zeit nur der Brust anzuvertrauen. Unzulängliche Ernährung der Mutter ist kein Grund zum Nichtstilllen. Vor allem natürlich muss für die genügende Ernährung solcher Frauen gesorgt werden; aber wenn die Mutter den halben Liter Milch, den sie etwa dem Säuglinge mit der Flasche reicht, selbst trinkt und dabei stillt, ist beiden Teilen besser gedient.

Andere Schwierigkeiten entstammen dem Unverstand, übeln Sitten und der Ängstlichkeit der Umgebung. Die häufigsten Rechtfertigungen der Unterlassung des Stillens sind: die Brustmilch war „zu wässerig“, „zu wenig“, „schlecht“, fehlte überhaupt oder ging verloren, der Stuhl des Kindes war „schlecht“, bald zu viel, bald zu wenig, von „schlechter“ Farbe oder Beschaffenheit. Ich möchte, um später noch öfters bloss daran kurz anknüpfen zu können, gleich hier alle diese Vorwände und Ausreden eingehender besprechen.

Ob der Brustmilch zu wenig ist oder nicht, lässt sich niemals schon wenige Tage nach der Geburt entscheiden. In den ersten Tagen lassen sich aus der Brust meist nur wenige Gramme zu einer Mahlzeit herausholen, erst am dritten bis vierten Tage nach der Entbindung kommt meist die Milchflut, die infolge der ungewohnten Spannung den Müttern gewöhnlich einige Beschwerden, aber kein Fieber verursacht. Doch kann dieses „Einschiessen“ der Milch auch erheblich später erfolgen, und wer vor dem vierzehnten Tage die Flinte ins Korn wirft, hat kein Recht zu sagen, die Durchführung des Selbststillens sei trotz aller Bemühungen nicht gelungen. In den ersten Tagen ist der Nahrungsbedarf des Neugeborenen so gering, dass man im allgemeinen die Dinge ihrer Reife überlassen kann. Ich habe selbst bis in die zweite Lebenswoche bei 6 Einzelmahlzeiten von nicht mehr als 20—40 Gramm reife Kinder keinen auffälligen Schaden nehmen sehen. Bekanntlich nehmen die meisten Neugeborenen in der ersten Lebenszeit an Gewicht ab und erreichen das Geburtsgewicht erst wieder nach ein bis vier Wochen. Es ist natürlich, dass diese typische Abnahme um so eher vermieden oder eingeholt werden kann, je reichlicher die Mahlzeiten sind, wofern diese gut ausgenützt werden. Leider ist es aber die Minderzahl der Neugeborenen, denen man diese Verdauungsleistung in den ersten Wochen zumuten kann, und Säuglinge, die nicht von der eigenen Mutter, sondern von einer Mietamme gestillt werden, bezahlen oft die grösseren Mahlzeiten, die ihnen damit geboten werden, mit grössen Beschwerden, und das Ziel der Vermeidung oder wenigstens schnellen Umkehr des absteigenden Gewichtskurvenschenkels wird dabei oft verfehlt. Ich halte diese Bemühungen deshalb bei gut entwickelten Neugeborenen auch für überflüssig. Anders freilich wird man sich bei stark untergewichtigen Früchten verhalten, die eben überhaupt als krankhaftes Erzeugnis einer besonderen Behandlung bedürfen. Man wird also im allgemeinen nicht künsteln: In der ersten Woche kann man sich, und auch das nur bei starker Unruhe, mit dünnem Sacharin-Tee (eine Tablette auf hundert Gramm) behelfen, der Umgebung aber klar machen, dass in diesen Tagen kleine Mahlzeiten das Gewöhnliche sind. In der zweiten Woche kann man, wenn der Gewichtsverlust gross war, also etwa hundert Gramm auf das Kilogramm Körpergewicht erreicht und die Mahlzeiten noch nicht reichlich genug geworden sind, die Einzelmahlzeit vorsichtig ergänzen, bei Gärungsstühlen am besten mit einer Milchverdünnung, bei Obstipation mit einer Mehlabkochung. Das sogenannte „Nährmehl“ von Nestlé hat sich mir zu diesem Zwecke recht gut bewährt. Ich lasse diese Zukost mit dem Löffel geben, weil manche trinkfaule Kinder allzu leicht Gefallen finden an dem mühelosen Trinkmechanismus bei der Flasche und an der Brust dann um so träger werden. Steigt die Milchaufnahme aus der Brust nach solcher Beihilfe, so kann man bald auf sie verzichten. Steigt sie nicht in ausreichendem Masse, dann bleibt man bei der Beikost. Um es kurz zu sagen: Die ungenügende Nahrungsaufnahme aus der Brust ist kein Grund zum Abstillen, wenn es sich um einen gesunden, gut entwickelten Neugeborenen handelt; sie ist nur ein Anlass zur Beifütterung.

Wie steht es mit der angeblich unzulänglichen Milchbeschaffenheit, die als „wässerig“, „zu fett“, und ähnlich bezeichnet wird? Czerny und Keller haben in ihrem bekannten Werke[1]) alle die mehr oder weniger wissenschaftlichen Arbeiten über diesen Gegenstand einer strengen, doch sachlichen Kritik unterzogen und sind zu dem Urteile gelangt, dass sie alle unser ärztliches Handeln nicht leiten können. Man muss wissen, dass die gute Brust vor der Mahlzeit eine „wässerige“, das heisst fettarme, nach ihr eine „dicke“, fettreiche Milch entleert. Das ist das normale Verhalten und kein Anlass zu einem Einschreiten. Im allgemeinen darf man zu der Brust einer gesunden Frau das Vertrauen haben, dass sie das richtige Sekret liefert. Alle Behauptungen anderer Art bedürfen noch zwingenderer Beweise, als sie die vielen Autoren bisher zu liefern vermochten, die in merkwürdiger Einseitigkeit bei Störungen den Grund immer bei der Stillenden, niemals beim Gestillten suchten. Noch viel weniger Vertrauen verdienen die Behauptungen vom den schädlichen Einflusse gewisser alltäglicher Nahrungsmittel auf die Zuträglichkeit der Muttermilch und von erfolgreichen Versuchen, sie durch gewisse Kostzutaten günstiger zu gestalten. Man soll vererbte Glaubenssätze des Volkes nicht unernst-hochmütig bei Seite schieben, aber auch nicht kritiklos hinnehmen. Wir Ärzte sollen doch vielmehr die Ansichten des Volkes in Angelegenheiten der Gesundheitspflege nach unserer besseren Einsicht beeinflussen. Alle die vielen Kostverbote, die immer noch über Stillende verhängt werden, sind ungerechtfertigt: eine gesunde Amme darf dieselbe Kost geniessen wie in früheren Tagen, ausdrücklich also auch Obst, saure Zuspeisen, Brot, „blähende“ Gemüse. Was der Amme gut bekommt, wird auch dem Kinde nicht schaden; sie hüte sich bloss vor dem Übermass oder schlechter Beschaffenheit der Kost, auf dass sie nicht erkranke. Ebensowenig braucht sie sich zu Einbrennsuppen, grossen Milchmengen, Milchspeisen oder Bier zu zwingen, denen man eine milchtreibende Wirkung nachsagt ohne einen Funken von Beweis. Und verbietet man Bier schon nicht aus Rücksicht auf die Amme, so tue man es des Kindes wegen: ist doch nachgewiesen worden, dass die Milch einer Amme nach dem Genusse von Alkohol Spuren von diesem Gifte enthält. Ich sorge übrigens bei gemieteten Ammen dafür, dass meine Anordnung

---

[1]) Czerny und Keller, Des Kindes Ernährung etc., Deuticke 1906.

nicht zu einem unerwarteten Ersparnisse der Mieter führe. Da die Amme die wirtschaftlich Schwächere ist, so gebe ich jedesmal den Rat, den Geldbetrag, der für das von mir verbotene Bier ausgelegt worden wäre, der Amme täglich in eine besondere Sparbüchse zu legen. Das kommt dann dem Ammenkinde zugute, und die Amme ist zum Verzichte auf das Bier eher bereit. Dass eine Amme die Milch plötzlich für die Dauer verliert, habe ich noch nie beobachtet. Dass die Milchabsonderung vorübergehend stark zurückgeht, sehe ich oft, einmal konnte ich sogar über das vorübergehende scheinbar völlige Aussetzen der Brustsekretion berichten[1]). Und an dieser Stelle kann ich Czerny-Keller nicht völlig beistimmen. Ich habe doch den Eindruck — von einem zwingenden Beweise ist freilich keine Rede —, dass psychische Einflüsse, so die plötzliche Veränderung aller äusseren Umstände, besonders aber die Furcht vor dem Verluste der Milch, hemmend auf die Milchsekretion wirken können. Man macht bei der Einstellung auch verlässlich beobachteter und gewählter Ammen oft die Erfahrung, dass die getrunkenen Milchmengen in den ersten Tagen ausserordentlich stark zurückgehen, auch wenn der Säugling gut saugt. Verliert man die Geduld nicht, so ist nach wenigen Tagen meist alles wieder beim Alten. Bei Ammen, die geistig so stumpf sind, dass die Veränderung ihres ganzen Lebens auf sie keinen sonderlichen Eindruck macht, bleibt diese Erscheinung gewöhnlich aus. Ähnliches habe ich in den letzten Jahren wiederholt bei solchen stillenden Müttern gesehen, deren Schicksal plötzlich in den Strudel der Kriegsereignisse hineingerissen wurde. Es handelt sich da bloss um Eindrücke, die ich aber doch für beachtlich halten möchte. Wichtiger aber für die Praxis ist, dass eine so verminderte Milchsekretion fast immer wieder bald zu ihrer früheren Menge ansteigt, wenn man die Stillende und ihre Umgebung bei Mut und Vertrauen zur Brust erhält. Nur der Unerfahrene oder Leichtfertige wird zu raschem Abstillen oder Ammenwechsel raten; der Erfahrene und Besonnene wird mit aufmunternden und beruhigenden Worten fast immer die Lage retten.

Auch die irgendwie unwillkommene Beschaffenheit der Säuglingsentleerung ist an sich — es wird später darüber noch

---

[1]) Friedjung, Beitrag zu den Schwankungen der Laktation. Wr. med. Wochenschrift 1905, Nr 13.

ausführlicher gesprochen werden — kein Grund, die Tauglich-
keit der Ammen anzuzweifeln. Wichtig ist nur das Gedeihen
des Kindes und die Feststellung, inwieweit seine Konstitution
an den „Störungen" schuld hat, die, wie wir sehen werden, oft
nur Störungen der Umgebung bedeuten, die, voll von Afterweis-
heit, den Säugling mit ungeeigneten Massstäben messen möchte.
Wo die allgemeine Sitte das Stillen der Kinder hintanhält, wie
in manchen Alpengegenden, dort muss eine wohldurchdachte
Aufklärungstätigkeit[1]) Wandel schaffen. Wo persönliche Abneigung der Frau selbst oder einflussreicher Angehöriger (der
Mutter oder des Gatten derselben) das Stillen zu durchkreuzen
strebt, dort sehe der Arzt kraft seiner moralischen Stellung zum
Rechten! Fast immer gelingt dem erfahrenen Arzte die Über-
windung solcher Hindernisse. Nicht einmal der manchmal
schamlos erhobene Anspruch auf ungestörte Bequemlichkeit
macht mich irre. Ich weise nach, dass die Beaufsichtigung
einer oft unbotmässigen, unwissenden Amme die Mutter weit
mehr ans Haus fesseln würde, als etwa 5 bis 6 Mahlzeiten in
24 Stunden, die jedesmal einen Spielraum von 3 bis 4 Stunden
lassen. Auch vor den Erzählungen und Ratschlägen von Freun-
dinnen und anderen jungen Frauen, die selbst als Stillende angeblich Schiffbruch erlitten haben, schütze man die Wöchnerin!
Jede Erschütterung des Selbstvertrauens gefährdet nach meinen
Erfahrungen das Gelingen des Selbststillens.

Die Erzielung der psychischen Bereitschaft der Mutter ge-
leitet uns zu der Betrachtung der Hemmnisse, die von krankhaften Zuständen bei ihr ausgehen könnten. Da gilt es vor
allem, sich mit den medizinischen Kontraindikationen aus-
einanderzusetzen. In älteren Autoren liest man ihrer eine grosse
Zahl; vor der geschärften Erfahrung ist sie sehr zusammen-
geschmolzen. Ich anerkenne mit Schlossmann nur eine, das
ist aktive Tuberkulose, ausserdem selbstverständlich schwere
Allgemeinerkrankungen, wenn sie eine böse Wendung nehmen.
An sich aber ist eine Puerperalinfektion, eine Nephritis, ein
Diabetes, ein Herzfehler, eine Neurose, selbst Epilepsie keine
absolute Kontraindikation des Stillens. Auch hier lässt sich
jedesmal die Entscheidung nur nach dem Einflusse treffen, den
das Stillgeschäft bei unvoreingenommener Betrachtung auf die

---

[1]) „Das österr. Sanitätswesen", 1906, Nr. 37.

Erkrankung der Mutter zu nehmen scheint. Man sieht gar nicht selten, dass das Stillen in solchen Fällen der Mutter sehr gut bekommt oder zum mindesten nicht schadet, und der Säugling dabei gedeiht. Die Tuberkulose der Mutter wäre jedesmal nicht bloss ein Anlass zum Verbote des Selbststillens zum Wohle der Frau, sondern auch zur Durchführung strenger Trennungsmassnahmen zum Wohle des Säuglings, da sich bekanntlich die ersten 2 Lebensjahre als die von der Tuberkulose der Umgebung am meisten gefährdeten erwiesen haben. Ausgeheilte leichtere Spitzenprozesse mögen öfters ein Anlass zu der Überlegung sein, ob sich nicht eine Verhinderung der Empfängnis oder die Unterbrechung der Schwangerschaft empfiehlt. Ist aber die Geburt einmal glücklich geschehen, dann kann man meist ruhig den Versuch des Selbststillens machen. In vielen Fällen ist es infolge der besseren und reichlichen Nahrungsaufnahme, der mit dem Stillen häufig verbundenen Zunahme des Fettpolsters für die Mutter von Nutzen. Immer aber soll man in solchen Fällen nicht nur den Säugling, sondern auch die Mutter regelmässig wägen, um Schaden zu vermeiden. Wiederholte Abnahmen oder sonst verschlechtertes Befinden müssen dem in einem solchen Falle eben misslungenen Versuche ein Ziel setzen. — Syphilis ist, um das noch besonders zu erwähnen, keine Kontraindikation des Selbststillens. Das Kind dürfen wir als immun, wahrscheinlich als erbsyphilitisch ansehen; die Mietung einer fremden Amme wäre also vor dem Gewissen und Gesetze nicht zu verantworten.

Alle diese Nachsichten gelten selbstverständlich nur für die eigene Mutter. Bei der Wahl einer fremden Amme muss man die Ansprüche an die Gesundheit hochschrauben und nur im Notfalle bescheiden sein. Wie steht es aber mit den Indikationen für die Unterbrechung des Stillens wegen einer Änderung im Befinden der Mutter? — Das Eintreten der monatlichen Blutung gibt keinen Anlass zum Abstillen. Wohl hat man manchmal den Eindruck, als fiele mit ihr jedesmal eine erhöhte Unruhe, etwas verminderte Zunahme des Kindes zusammen, meistens aber ist das Befinden desselben in keiner irgendwie auffälligen Weise verändert. — Bekanntlich gibt das Stillen einen gewissen Schutz ab gegen eine neuerliche Empfängnis. Tritt aber doch eine Schwängerung ein, ist das dann ein Grund zum Abstillen? — Die Frage lässt sich nicht allgemein, sondern immer nur für den Einzelfall beantworten. Befindet sich die Schwangere und das Kind wohl, so lasse ich das Stillen in den ersten vier Schwangerschaftsmonaten ohne weiteres zu; denn in dieser Zeit wird zum Aufbau des graviden Uterus, der Plazenta und des kleinen Fötus noch nicht soviel der Nahrung in Anspruch genommen, dass eine gesunde Frau daneben das Stillen nicht fortsetzen könnte. Bis zum fünften Monate möchte ich aber die Entwöhnung mit Rücksicht auf die Frau doch durchführen. Bei einer schwächlichen Frau hingegen, bei starken Schwangerschaftsbeschwerden, namentlich häufigem Erbrechen, erschwerter Nahrungsaufnahme muss man sich zum Abstillen oft rascher entschliessen. Immerhin wird man es auch dann fast niemals plötzlich durchführen müssen, sondern in ein bis drei Wochen erledigen können.

Akute Erkrankungen der Stillenden können gleichfalls nicht allgemein bewertet werden. Es ist überflüssig, bei einer Angina, Grippe, Darmkatarrh u. s. f. von wenigen Tagen das Stillen einzustellen. Man wird das Kind vor der Infektion nach Möglichkeit schützen, es also der Mutter nur zum Nähren bringen, dieser bei Bedarf etwa ein Tuch nach Türkinnenart vor Nase und Mund binden. Auch bei Infektionskrankheiten der Mutter hat man sich die raschen Entschlüsse abzugewöhnen. Bei Diphtherie habe ich wiederholt schon dem Säugling eine Schutzimpfung gemacht und ihn an der Brust gelassen. Das Vorgehen hat sich bewährt. Andere Autoren haben bei Scharlach, Typhus die Stillung fortsetzen lassen und waren mit dem Ergebnis zufrieden. Ich habe bei Frauen von Ärzten bei einer mittelschweren Puerperalinfektion und bei einer ebensolchen, zunächst nicht operierten Appendix-Erkrankung dasselbe Verfahren zur endgültigen Befriedigung aller Beteiligten durchgeführt. Man muss sich eben immer gegenwärtig halten, dass das Nichtstillen oder Abstillen eines jungen Säuglings, auch das plötzliche Unterbrechen der Stillung eines älteren ein schwerer Eingriff in sein Gedeihen ist und auch der Mutter Beschwerden machen und Schaden bringen kann. Das so geschärfte Gewissen wird rasche Entschlüsse hindern, ohne darum die Stillmutter zu gefährden. Selbstverständlich wird sich der Arzt vorbehalten, jeden Tag, wenn es die Sachlage erfordert, seinen ersten Rat zu ändern. Starrsinn würde auch da der guten Sache schlecht dienen.

Bei Mietammen wird man diese Regeln verständig anwenden oder verwerfen, ohne jemals des Wohles der Kranken zu vergessen.

Bei der Behandlung erkrankter Ammen muss man darauf bedacht sein, wirksame Stoffe als Arzneien zu vermeiden, wenn sie nachgewiesenermassen zum Teil mit der Milch ausgeschieden werden. Die namentlich in den ersten Tagen des Wochenbettes so überaus häufige Stuhlverstopfung wird man schon mit einer zweckmässigen, namentlich an gekochten Früchten reichen Kost, mit Irrigationen, und wenn das nicht genügt, mit Pulvis Liquiritiae compos., Oleum Ricini in Kapseln oder den verschiedenen Sorten von Feigensirup beherrschen können. Gerade die solchen Frauen überflüssigerweise immer noch so oft auferlegte schlackenarme Kost und der reichliche Milchgenuss führen auch später noch vielfach zu Beschwerden bei der Stuhlentleerung. Fast immer genügt dann zu ihrer Behebung die Rückkehr zu der in anderen Zeiten gewohnten gemischten Kost.

Weit häufiger erwachsen dem Stillgeschäfte Schwierigkeiten aus der Beschaffenheit oder Erkrankung des milchliefernden Organs. Wie man die immer noch sehr oft geübte leichtfertige Aburteilung über die Beschaffenheit, Bekömmlichkeit und Menge der gelieferten Milch zu beurteilen hat, wurde schon oben erörtert. Oft aber wird ein solch folgenschweres Urteil auch auf die angeblich ungeeignete Form der Brust gestützt. Wir wissen wohl, dass die annähernd lang-kegelförmig gestalteten Brüste mit leicht fassbaren Warzen, dünner Haut, reichen Venennetzen, gut durchfühlbarem Drüsenparenchym die besten Aussichten geben; aber die Erfahrung lehrt immer wieder, dass auch alle möglichen anderen Brustformen prächtige Säuglinge aufzüchten können, so dass man bei einer Ammenwahl zwar auch da, wenn es die Verhältnisse gestatten, den Feinschmecker spielen kann, bei der Mutter selbst aber mit jeder Brustform vorlieb nehmen, ernstlich auf dem Stillen bestehen und mit keinem leichtfertigen Urteile den Mut rauben und den Erfolg gefährden soll. Manche anfangs unscheinbare, wenig aussichtsvolle Brust überrascht bei geduldigem Ausharren mit guten Leistungen. Enttäuschungen erlebt man am ehesten bei alten Primiparis und bei sehr jungen Frauen mit fast virginellen Brüsten, besonders wenn der Säugling trinkfaul ist. Aber auch da muss der Versuch ernstlich unternommen und durchgeführt werden, und man bleibt dann noch oft genug Sieger.

Ernstliche Schwierigkeiten machen meist Hohlwarzen. Solchen bemühe man sich schon in der Schwangerschaft eine bessere Form zu geben, und nach der Geburt scheue man die Mühe nicht. Kräftige Säuglinge und gute Trinker werden oft auch mit solchen Brüsten gut fertig. Von Saugapparaten habe ich in solchen Fällen keinen Erfolg gesehen, nur die von Stern angegebene Form, „Infantibus" genannt, ist des Versuches wert. Die Hohlwarzen, namentlich die zerklüfteten, führen noch leichter als andere Formen zu schmerzhaften Rhagaden, und das ist eine der häufigsten Klippen des Selbststillens.

Die zarte, sonst gröberen Angriffen so selten ausgesetzte Haut der Brustwarzen wird plötzlich regelmässigen und jedesmal längere Zeit anhaltenden Insulten ausgesetzt. Das Kind fasst mit Kiefern und Lippen kräftig an, und die Feuchtigkeit führt zur Auflockerung der Epidermis. Von innen her aber wird die Haut bei der rasch ansteigenden Milchflut gedehnt und verdünnt. Die häufig verordneten regelmässigen Waschungen, meist mit einer Borsäurelösung, vor und nach dem Trinken, tun noch ein Übriges, um das zarte Gebilde zu gefährden. Was Wunder also, dass die Durchführung des Stillens gerade unter den Frauen der bemittelten Kreise unter dem Zusammenwirken aller dieser unvermeidlichen und vermeidlichen Schädlichkeiten so leicht Schiffbruch leidet, wenn der Rat des Erfahrenen fehlt? Unter der körperlich arbeitenden Bevölkerung mit ihrer gerade die Brüste weniger schützenden Frauentracht und ohne die Übertreibungen einer fraglichen Asepsis kommen diese Schwierigkeiten viel seltener vor.

Dabei möchte ich die Beobachtung einschalten, dass bei vielen der wohlgepflegten Frauen die Brustwarzen überhaupt ein überempfindliches Gebilde sind. Schon der blosse Versuch, Milch zu entleeren, mit den Fingern noch so zart ausgeführt, wird sehr häufig als Schmerz empfunden, und bei manchen Frauen steigert sich diese Empfindlichkeit bei jedem Anlegen des Kindes, ohne dass irgend eine noch so kleine Kontinuitätstrennung an der Brustwarze nachweisbar wäre, zu heftigen Schmerzen, die sich monatelang bei jedem Stillakt erhalten können, freilich während seines Verlaufes nachlassen. Die Erscheinung machte auf mich den Eindruck eines Analogons des Vaginismus, und suggestive Behandlung liess mich dieser Schwierigkeit immer Herr werden.

Was die Rhagaden der Brustwarzen anlangt, so sind nicht alle gleich zu bewerten. Am harmlosesten und von der kürzesten Dauer pflegen die flachen Erosionen der Warzenkuppe, schwieriger schon die meist tieferen Substanzverluste an ihren äusseren Abhängen su sein, am schmerzhaftesten und der Heilung am schwersten zugänglich sind die zirkulären Einrisse an der Warzenbasis und in den Vertiefungen zerklüfteter Warzen. Bei allen diesen Formen sind die Schmerzen beim Anlegen des Kindes am heftigsten und klingen dann während des Trinkaktes ab, bei den zuletzt genannten Formen der Erkrankung aber sind sie meist so heftig, dass auch tapfere Frauen in Tränen ausbrechen und vor der nächsten Mahlzeit bangen; dabei scheint mir die Infektionsgefahr bei ihnen am bedrohlichsten.

Wie hat sich der Arzt diesen Schwierigkeiten gegenüber zu verhalten? Was lässt sich vor allem prophylaktisch leisten? — Die bis jetzt allgemein empfohlenen „abhärtenden“ Waschungen und Massagen der Brustwarze in den letzten Schwangerschafts. monaten leisten, wenigstens so, wie sie bisher durchgeführt wurden, nichts. Ich habe nicht einmal den Eindruck eines kleinen Nutzens gewonnen. Es wird gut sein, diese zwecklosen Verordnungen aufzugeben und bessere zu suchen. Ich glaube, wir müssten mit der Prophylaxe schon früher und an einer anderen Stelle einsetzen: bei der Kleidung unserer jungen Mädchen. Es wird gut sein, als erste Hülle der Brüste nicht das feinste Leinenzeug, sondern gröbere Gewebe, vielleicht nur in der Form eines Brusteinsatzes, zu verwenden, und das auch aus anderen Gründen zweckwidrige Mieder über Bord zu werfen, in regelmässigen körperlichen Übungen durch die mit ihnen verbundene unwillkürliche Reibung und Drückung der Brusthaut in dieser Hinsicht ähnliche Verhältnisse zu schaffen wie bei der minder verwöhnten Bevölkerung. Dem weiteren Umsichgreifen jener törichten Mode muss mit dem Aufgebote volkstümlicher Belehrung, nicht etwa mit Verboten entgegengetreten werden.

Mehr schon vermögen wir bei der Einleitung der Stillung an Schäden verhüten: Das Neugeborene soll zu jeder Mahlzeit nur eine Brust erhalten, natürlich abwechselnd, eine Mahlzeit

soll höchstens 10—15 Minuten dauern, zweckloses „Ludeln" an
der Brust ist zu vermeiden. In den ersten Tagen der särksten
Dehnung der Brusthaut durch die andrängende Milchflut ist es
nach dem Rate Czernys und Kellers zweckmässig, vor dem
Anlegen mit schonendem Fingerdrucke die Milchausführungs-
gänge zu entleeren und so den Warzenhof zu entspannen. Und
beim Anlegen achte man darauf, dass der Säugling einen möglichst grossen Anteil des Warzenhofes erfasse, nicht die Warze
allein. Nach dem Säugen ist die Brust nur mit trockener reiner
Watte sanft abzutupfen. Die sehr beliebten Waschungen vor
und nach jeder Mahlzeit sind zu unterlassen. Stark pigmentierte
Warzen sind im allgemeinen weniger gefährdet als schwach
pigmentierte, dunkle Frauen also meist weniger als blonde. Der
Saugakt entfettet die Epidermis der Warze, sie wird dadurch
trocken und spröde. Schon ein Einfetten derselben über Nacht
mit Vaseline oder Lanolin wird gut tun. Noch besser bewähren
sich Perubalsam-Salben, von denen eine in Wien unter dem
Namen „Mammellinsalbe" in den Handel gebrachte recht emp-
fehlenswert ist. Ich lasse in den ersten 2—3 Wochen derbere
dunkle Warzen meist nur über Nacht, empfindliche, helle nach
jeder Mahlzeit mit dieser Salbe einfetten. Vor der nächsten
Verwendung der Brust muss die Salbe natürlich mit in Alkohol
getränkter Watte sanft entfernt werden. Zu beachten hat man,
dass Perubalsam auf der Wäsche dauernde Flecke macht.

Kommt es trotz dieser Vorkehrungen zu Erosionen, so ist
folgendes Verhalten zu empfehlen: Handelt es sich um die leicht
sichtbaren Abschürfungen an der Warzenkuppe, so betupfe man
sie nach jeder Säuglingsmahlzeit an der wunden Brust mit
Perubalsam in Substanz oder mit einer H_2O_2-Lösung und danach
die trocken getupfte Warze mit der Salbe. Den Schmerz am
Beginne der Mahlzeit soll die Mutter verbeissen, ist er sehr
heftig, so benütze man das genannte Warzenhütchen oder man
bepinselt die Warze vor dem Trinken mit einer 10 % wässerigen
Anästhesin-Lösung, die dem Kinde durchaus nicht schadet.
Liegt der Einriss am Abhange, an der Basis oder in den Falten
der Warze, so behandle ich ihn mit dem Lapisstift, worauf das
Verfahren genau so weitergeht, wie bei den eben geschilderten
geringfügigeren Verletzungen. Ist die Rhagade tief und der
Schmerz stark, so ist man manchmal gezwungen, die Brust

einige Tage ruhen zu lassen und sie dabei nach den Regeln der Chirurgie zu behandeln. Und man pausiere lieber um einen Tag zu lang als zu kurz! Dabei sei man immer darauf bedacht, die erkrankte Brust regelmässig zu entleeren; eine Mastitis entsteht, wie Stiassny zeigte, meist an der ungenügend entleerten, gestauten Brust. Solange es angeht, die Brust vom Kinde entleeren lassen; wo es untunlich ist, die Brust dreimal im Tage vorsichtig abmelken! Die Entleerung wird man am schonendsten mit den Fingern besorgen. Mit den Milchpumpen wird die Brustwarze angesogen und der Einriss schmerzhaft gezerrt. Die entleerte Milch kann man zur Ernährung des Neugeborenen verwenden und, wenn es nötig ist, zunächst mit Saccharin-Tee ergänzen. Bei einiger Geduld, und wenn der sicher auftretende Arzt die leidende Mutter mit Vertrauen erfüllt und aufrichtet, gelingt es fast immer, dieser Schwierigkeiten Herr zu werden. Nach den ersten 3 Wochen post partum kommt es fast nie mehr zur Bildung solcher Rhagaden; die Brust hat sich angepasst, und das Spiel ist gewonnen.

Eine seltenere, aber darum nicht weniger peinliche Störung des Stillgeschäftes ist ein gewöhnlich trockenes schuppendes Ekzem der Mammilla, (das sich allmählich über die ganze Brust verbreiten kann), weil es ausser dem lästigen Juckreiz infolge der rissigen Trockenheit der Haut oft Rhagaden zur Folge hat. Wegen der unausweichlichen Befeuchtung des Ekzems beim Stillen und der Fortsetzung der Causa peccans nimmt dieses Ekzem meist einen chronischen Verlauf und kann manchmal das Abstillen erzwingen.

Eine häufigere, ernstere Erkrankung der Brust infolge des Stillgeschäftes ist die Mastitis. Seltener tritt sie im Wochenbette auf, meist erst in den nächsten Wochen, also im 2. und 3. Monate nach der Entbindung. Nur wenige Frauen, welche an Rhagaden litten, erkranken an Mastitis, umgekehrt sieht man diese Entzündung öfters an solchen Brüsten auftreten, die weder kurz vor der Erkrankung, noch früher wund waren. Fast immer aber haben diese Frauen schon wiederholt seit der Entbindung an schmerzhaften Milchstauungen in dem betreffenden Brustabschnitte gelitten, die dann entweder ganz oder nur unvollkommen zurückgingen. Da in den Brustausführungsgängen gesunder Frauen Eiterkokken nachgewiesen wurden, so ist es verständlich, dass diese retrograd eine stagnierende Milch infizieren und von den Drüsenträubchen aus mit den Leukozyten in das Zwischengewebe gelangen können. Bekanntlich dringen in eine stagnierende Brust reichlich Leukozyten ein, die mit Fetttröpfchen beladen wieder auswandern. Die wirksamste Abwehr der Mastitis ist also die Verhütung von Galaktostasen. Trinkt ein Kind nicht genügend ab, so ist es am besten, ein zweites Kind anzulegen; da das jedoch nur selten möglich ist, so wird man sich dazu meist geeigneter Milchpumpen oder der Finger bedienen müssen. Aber auch wenn die Mastitis schon zum Ausbruche gekommen ist, braucht man noch nicht zu verzagen. Vor allem gebe man das Stillen auch auf der kranken Seite am Beginne nicht auf: dem Kinde schadet es nicht und genügt einer kausalen Indikation. Daneben wird man mit der Bierschen Stauung und geeigneten Kataplasmen vorgehen und oft noch der Lage Herr werden. Wenn allerdings der Prozess nicht in einigen Tagen zurückgeht, und Fieber und heftige Schmerzen hinzutreten, dann ist das Aussetzen der Stillung auf der erkrankten Seite und chirurgisches Eingreifen am Platze. Zum gänzlichen Abstillen liegt jedoch bei einseitiger Erkrankung ebensowenig ein Anlass vor, wie das einmalige Überstehen einer Mastitis eine Kontraindikation des Stillens nach der nächsten Entbindung oder gar für alle Zukunft abgibt.

Wir kommen schließlich zu der Besprechung jener Schwierigkeiten bei der Durchführung der Stillung, die vom Säuglinge abhängen. In diesem Abschnitte wird eine Anzahl von Erfahrungen niedergelegt sein, die manche bisher geltende Lehrmeinung umstossen.

Mehr oder weniger schwer überwindliche Hindernisse bereiten dem Saugen vor allem gewisse Missbildungen des Mundes. Die Spaltbildungen vom einfachen Labium leporinum bis zum durchgehenden Spalt des Uranoschisma werden manchmal alle Bemühungeu zuschanden machen. Aber auch da gilt es, in der Geduld nicht zu erlahmen; es ist schon ein schätzenswerter Gewinn, wenn das Stillen wenigstens in den ersten Wochen zum Teile gelingt. Bei der einfachen Hasenscharte kommt man gewöhnlich zum Ziele. Andere mögliche Hindernisse, wie angeborene Struma, Thymushyperplasie, seien bei ihrer grossen Seltenheit nur erwähnt. Viel öfter bildet der Soor

und Geschwürsbildungen auf dem harten Gaumen vorübergehende Hemmnisse. Anginen sind bei jungen Säuglingen
sehr selten; dagegen kann jede Koryza, namentlich die heredo-
syphilitische Nasenerkrankung das Trinken an der Brust bis
zur Unmöglichkeit erschweren. Der dem Arzte immer noch
häufig gemachten Zumutung, das angeblich zu straffe oder zu kurze
Frenulum linguae zu durchtrennen, darf man jedoch nicht
nachgeben. Ebensowenig geben im allgemeinen etwa frühzeitig
durchbrechende Zähne ein Stillhindernis ab. Bei den verschiedenen Formen der Koryza leisten Nebennierenpräparate,
unmittelbar vor der Mahlzeit in die Nase eingeflößt, oft einen
wertvollen Dienst. Natürlich darf bei Diphtherie oder Lues die
spezifische Behandlung nicht ausser acht gelassen werden.

Bei den ersten Stillversuchen stellen sich nicht alle Neugeborenen gleich geschickt an. Es gibt solche, die sogleich
mit dem besten Erfolge zufassen, und andere, deren Ungeschick-
lichkeit sich erst allmählich unseren Wünschen fügt. Und bei
der weiteren Beobachtung zeigt es sich, dass die einen sich als
tüchtige Trinker bewähren, die auch aus einer mässig guten
Brust reichlich Nahrung holen, während die anderen, minder
eifrig, sich auch an guten Brüsten mit mässigen Mengen be-
gnügen bis zu solchen, die man als trinkfaul bezeichnen darf,
die nach wenigen, offenbar dem schlimmsten Hunger genügen-
den guten Zügen ziellos weiterludeln, ohne zu trinken (man
hört keine Schlucke, die Wägung nach der Mahlzeit ergibt
ganz unzulängliche Mengen). Die Brust aber spritzt noch reichlich, und wenn man Gelegenheit hat, einen zweiten Säugling
an sie zu legen, so weiss er sich an ihr zu sättigen. Solche
Säuglinge — sie sind von untergewichtigen und darum saug-
und lebensschwachen streng zu trennen — gedeihen in dieser
Zeit des Versuchens meist nicht, und dabei geht die Stillfähig-
keit der besten Amme ein, wenn man nicht für die ausreichende
Entleerung der Brüste sorgt. Wird die Trinkfaulheit des Kindes
verkannt, und die Schuld in der Unzulänglichkeit der mütter-
lichen Brust gesucht, so wird der unerfahrene Arzt leicht zu
einem Ammenwechsel raten. Der Erfolg bleibt dann fast immer
aus, denn die neue Amme ist zwar vielleicht noch besser als
die eigene Mutter, aber das Kind trinkt ebenso schlecht, die
Milchlieferung sinkt, und in einigen Tagen steht man vor der-

4*

selben Schwierigkeit wie früher. Und nun geschieht es manchmal, dass solch ein Kind noch mehrere Ammen ebenso verdirbt,
bis schliesslich die sechste oder achte „endlich die richtige" war.
Diese Schwierigkeiten weichen nämlich bei den meisten solcher
Kinder nach 6 bis 8 Wochen allmählich einem annähernd normalen Verhalten, und die Amme, die zu dieser Zeit ihren Dienst
antritt, ist ebenso „endlich die richtige", wie in den Laienaugen
meist das zuletzt angewendete Keuchhustenmittel auch. Hätte man
schon bei der stillenden Mutter den wahren Sachverhalt erkannt,
die Schuld am Säugling und nicht fälschlich an der Brust oder
Milch der Mutter gesucht, hätte man die Mutter demgemäss
beruhigt und beraten, so wäre es bei ihrer Brust, wie ich oft
erfahren habe, nach 2 Monaten endlich auch leidlich vorwärts
gegangen. Man hätte viel der Unruhe und zweckloser Opfer
gespart und die natürliche Ernährung in den Augen der Laien
nicht unnötig an Vertrauen verlieren lassen. Denn solche üble
Beispiele ziehen in ihrer Umgebung gewöhnlich weite Kreise.
Erfolge sind selbstverständlich, Misserfolge aber willkommene
Beispiele für Zweifelsüchtige und Unlustige.

Diese faulen Trinker muss der Arzt kennen; nur der Kenner
ist imstande, die Ratschläge zu geben, die der Sachlage entsprechen. Die leichtesten Fälle sind jene, in denen der Neugeborene wohl die Brust fasst, kurze Zeit lebhaft trinkt und dann
nur noch vereinzelte ergiebige Züge tut, im übrigen aber an der
Brustwarze nur „ludelt", so dass die allzu bescheidene Mahlzeit, die etwa in zwei Minuten erreicht wurde, sich auch bei
zwecklos langer Ausdehnung — solche Mütter sitzen beim Stillen
oft ³/₄ Stunden und noch länger — nicht mehr nennenswert
erhöhen lässt. Dabei möchte ich zwei Möglichkeiten des Irrtums
begegnen. Die Trinkfaulheit darf nicht verwechselt werden
mit den allen Säuglingen eigenen Ruhepausen im Laufe der
Mahlzeit. Wenn er einige Minuten gut gesogen hat, schaltet
er eine kurze Ruhepause ein, um aber dann seine Saugarbeit
neuerlich kräftig aufzunehmen. Solcher „Gänge" gibt es bei
jeder Mahlzeit einige. Ferner aber habe ich, wie schon oben
erwähnt, wiederholt die Beobachtung gemacht, dass der Nahrungsbedarf in den ersten 2 Lebenswochen bei manchen Kindern
ein besonders kleiner ist. Bei regelmässigen Mahlzeiten von 20
bis 40 Gramm bis in die zweite Woche hinein fühlt sich das

Kind nicht nur wohl, sondern es nimmt nicht mehr ab oder sogar mehr zu, als andere Säuglinge mit viel grösseren Nahrungsmengen unter sonst gleichen Umständen. Es muss überhaupt nachdrücklich betont werden, dass individuelle Verschiedenheiten im Verhalten sich schon von der Geburt an Beachtung erzwingen. So wertvoll also die von einer grossen Menge abgezogenen Zahlen der Nahrungsaufnahme und der Zunahme im Säuglinsalter als Wegweiser auch sind, wir müssen uns mit den Autoren dessen bewusst bleiben, dass sie nicht mehr sein wollen und können. Entscheidend bleibt immer das Wohlbefinden, Aussehen und Gedeihen des Kindes; Abweichungen nach oben und unten von jenen Zahlen entsprechen der lebendigen Wirklichkeit und sind kein Alarmsignal. Dessen soll sich der beratende Arzt stets eingedenk bleiben; den Müttern aber pflege ich alle für die Zeit vor der Entbindung noch so empfehlenswerten Bücher und Schriften über Kinderpflege nach ihr wegzunehmen, weil sie dann mit ihren starren Zahlen in den Kreisen der Gebildeten eine stete Quelle der Unruhe sind.

In den schweren Fällen der Trinkfaulheit sind die Mahlzeiten, nach denen die Säuglinge einschlafen, um allerdings alsbald wieder mit Schreien zu erwachen, so gering, dass die Kleinen ernstlich bedroht, ohne Zukost nicht weiter zu bringen wären. Noch peinlicher ist das Verhalten jener, die nach wenigen Zügen die Brust loslassen, den Kopf wegwenden und dieselbe Seite zunächst nicht mehr fassen wollen, an der andern Brust aber einige gute Züge tun, um dann allerdings dasselbe Spiel neuerlich zu beginnen; und solche geplagte Mütter nehmen diesen Seitenwechsel während einer Mahlzeit manchmal bis zu zehnmal vor. Es ist begreiflich, dass diese Mütter verzagt werden, und solche Brüste ohne Hilfe in ihrer Ergiebigkeit verkümmern müssen. Die Ursachen dieses Verhaltens sind vorläufig unklar. Die nächstliegende Vermutung, es liege an dem Geschmacke der Milch, wird damit widerlegt, dass derlei Kinder dieselben Schwierigkeiten machen, wenn man sie einer anderen Amme anlegt, deren Kind vorzüglich trinkt und gedeiht. Die weitere Annahme, die in den Magen aufgenommene Nahrung rufe hier Beschwerden hervor, wie man das bei Pylorospastikern beobachten kann, dürfte auch nicht zutreffen, weil dieselben Kinder eine sofort gereichte Flaschenmahlzeit ohne Umstände zu sich nehmen. Man hat also in der Tat den Eindruck, die etwas mühsame Art der Nahrungsgewinnung an der Brust sage dem Kinde, das fast immer neuropathische Züge zeigt, nicht zu.

Wie hat sich der Arzt zu all diesen Schwierigkeiten zu stellen? Vor allem halte er nicht nur sich, sondern namentlich auch der Mutter stets vor Augen: Die Durchführung der natürlichen Ernährung ist immer mehr oder weniger eine Sache der Geduld. Ungeduld und Ängstlichkeit sind hier die schlechtesten Ratgeber. Die natürliche Ernährung ist nicht die neueste Errungenschaft theoretisierender Medizin, sondern ein Stück längst vererbter natürlicher Lebensweise. Den Ehrgeiz der jungen Mutter wecke man mit dem Hinweise, dass doch jede normale Mutter stillfähig sei, und es also das Bekenntnis einer beklagenswerten Unzulänglichkeit wäre, wenn gerade sie sich körperlich zu dem Geschäfte für untauglich hielte, dem seit jeher Millionen genügen. Man mache darauf aufmerksam, dass der Brustkrebs solche Frauen, die nicht gestillt haben, mit grösserer Häufigkeit befalle. Man mache den Frauen klar, dass des Kindes Zukunft davon nicht abhänge, ob es in den ersten Lebenswochen etwas mehr oder weniger zunehme, dass aber auch eine nur für einige Wochen oder Monate durchgeführte Stillung ein Kapital sei, an dem das Kind sein Leben lang zehrt[1]), dass das Kinderaufziehen kein Wettrennen sei (Vergleiche mit anderen gleichalterigen Säuglingen wirken oft ohne Grund alarmierend!), und dass die dicksten Kinder nicht auch die gesündesten seien. Selbst eine freilich auf Sachkenntnis gestützte Zuversicht zur Schau tragen und sie anderen mitteilen, das ist das Rezept, mit dem man fast in allen Fällen die natürliche Ernährung durchsetzen kann.

Einige Worte seien noch über die Ausnützung der Muttermilch in den Verdauungsorganen des Säuglings gesagt, weil darüber zumeist unrichtige Anschauungen herrschen und gelehrt werden. Will der Säugling dann den unrichtigen Erwartungen nicht entsprechen, so wird das oft zum Anlasse der Abstillung genommen. — Was das Erbrechen anlangt, so sagt wohl eine alte Volksregel: „Speikinder — Gedeihkinder!", aber diese Meinung stammt nur daher, dass viele gute Trinker, an gute

---

[1]) Friedjung, Über den Einfluss der Säuglingsernährung auf die körperliche Rüstigkeit der Erwachsenen. W. klin. Wochenschrift 1907, Nr. 20.

Brüste zu häufig angelegt, sich des Überflusses durch Speien wohl entledigen, sonst aber rasch zunehmen. Diesem Speien lässt sich mit der Regelung der Ernährung Einhalt tun, und man soll das nicht unterlassen, weil die Überfütterung immer Gefahren birgt. Oft jedoch ist das Erbrechen auch eine fehlerhafte Reaktion auf jede Nahrungsaufnahme, auch auf die geregelte, mässige, ein Ausdruck der Überempfindlichkeit gegenüber den wachsenden Zumutungen des Extrauterinlebens. Es kommt nur in einer kleinen Zahl dieser Fälle zu dem vollentwickelten Bilde des Pylorospasmus; aber man kann jene Zustandsbilder wohl nicht anders auffassen, denn als abortive Formen dieses wohlcharakterisierten klinischen Bildes. Sie gehen meist nicht mit Obstipation, mit Entleerung von Hungerstühlen einher, sondern mit Durchfällen: der Pylorusabschluss ist kein tonischer — man fühlt keinen Tumor — sondern wahrscheinlich nur ein klonischer, er löst beim Trinken Schmerz und Erbrechen aus, es gelangt aber doch noch ein beträchtlicher Teil der Mahlzeit in den Darm, der aber, seinerseits auch minderwertig, wässerig-spritzende oder sogenannte dyspeptische Stühle in vermehrter Zahl entleert. Solche Kinder gedeihen anfangs natürlich schlecht, und ein Ammenwechsel hat auf ihr Befinden keinen Einfluss. Der Arzt wird am besten diesem Wechsel mit dem Einsatze seines Ansehens widerstreben, den Säugling entsprechend behandeln — ich brauche hier darauf nicht einzugehen — und zur Ruhe und Geduld mahnen: im dritten Monate klingen die Beschwerden meist schon ab, und ein wohlentwickeltes Kind an der Brust der Mutter ist meist der Lohn für dieses Vorgehen.

Was aber die Stühle der Säuglinge, namentlich der Neugeborenen anlangt, so ist es eine schon von vielen Autoren (Epstein, Gregor) hervorgehobene Tatsache, dass der in den Lehrbüchern als normal beschriebene gelbe, breiige, säuerlich riechende, ein- bis zweimal im Tage entleerte Stuhl ein Ideal ist, das mit anderen Idealen die Eigenschaft teilt, selten erreicht zu werden. Fast alle jungen Säuglinge haben gelb oder grünlich gefärbte, gehackte, zerfahrene bis flüssige Stühle, bis sechs im Tage und gedeihen dabei ganz gut. Man muss das wissen, um keine aufregenden Diagnosen zu stellen und überflüssige, meist erfolglose Behandlungen zu unterlassen, vor allem aber, um

nicht die Brust oder Milch zum Sündenbock zu machen. Man
kann praktisch sich ruhig auf den Standpunkt stellen, dass die
Beschaffenheit der Stühle eines Brustkindes, solange es sich wohl
fühlt und gedeiht, gleichgültig ist. Dasselbe gilt auch für die
Bewertung der Stuhlverstopfung. Es ist vor allem nicht richtig,
dass jeder Säugling an der Brust, um für gesund zu gelten,
täglich Stuhl haben muss! Man sieht oft genug Kinder dieses
Alters, die nur jeden zweiten Tag, oder, wenn man nicht
mechanisch nachhilft, noch seltener, in diesen Fällen gewöhnlich
einen „schönen“, d. h. gelb-breiigen Stuhl haben. Häufig sind
das mässige Trinker, die verhältnismässig wenig Kotrückstände
haben, und konstitutionell, also nach meinen Beobachtungen
durch Vererbung einen wenig reizbaren Enddarm besitzen, der
es ohne Zeichen von Beschwerden zu einer Ansammlung des
Kotes kommen lässt. Selbstverständlich ist auch das kein Anlass
zum Abstillen, höchstens etwa zur Steigerung der Nahrungs-
menge, wenn das Gedeihen anhaltend nicht befriedigt. In anderen Fällen dürften es gerade die liebgewordene Gewöhnung
an die mechanische Nachhilfe und die mit dem Zurückhalten
des Stuhles verbundenen örtlichen Sensationen sein, die zum
Verharren bei der Obstipation führen — ebensowenig ein Zustand, dem das Aufgeben der Brustnahrung abhelfen könnte.

Es ist hier nicht der Platz, alle Möglichkeiten der Stuhl-
gestaltung des Brustkindes ausführlich zu erörtern. Das Ziel
der Darstellung war ja hauptsächlich, die falschen Indikationen
für das Unterlassen der Stillung oder für ihre Unterbrechung
zu besprechen, um der theoretisch in ihr Recht bereits ein-
gesetzten natürlichen Ernährung auch praktisch zu ihrer Durchführung zu verhelfen. Dazu werden wohl auch einige Winke
beitragen, die freilich nur wohlhabenden Frauen zugute kommen:
Beim Stillen sitze die Mutter bequem, den Rücken angelehnt
auf einem niedrigen Platz (Stillstuhl oder Schemmel), so dass der
Säugling auf dem Schosse ruht. Damit vermeidet man das so
oft geklagte Stechen im Rücken. Sie unterhalte sich nicht,
namentlich ordne sie beim Stillen keine häuslichen oder ge-
schäftlichen Angelegenheiten, sondern gebe sich still ganz der
Freude ihres Geschäftes hin. Diese Ruhepausen wirken auch
auf nervöse Frauen ausserordentlich wohltätig. Nach der Entbindung vermeide man die so beliebten Massenbesuche von

Frauen, deren jede irgendeinen ungebetenen Rat oder eine wertvolle „Erfahrung" zum besten gibt.

Jeder Arzt sei sich dessen bewusst, dass, wie es Hamburger zutreffend bezeichnet hat, der Rat, bei einem Neugeborenen die natürliche Ernährung zu unterlassen, einem lebensgefährlichen Eingriffe gleichkommt. Aber auch in einem anderen Sinne noch ist die Förderung des Selbststillens eine Aufgabe des Arztes: in seiner Stellung als Volkserzieher. Die Mutter zur Erfüllung ihrer natürlichen Pflicht anzuhalten, bedeutet auch, ihr und dem kommenden Geschlechte sittliche Werte erkämpfen. Und deren bedürfen wir wahrlich jetzt mehr denn je.

2. Pathologische Physiognomik.

Es ist klar, dass die Vermehrung unserer diagnostischen Methoden unser Können ausserordentlich erweitert, unsere diagnostische Sicherheit erheblich gesteigert hat. Aber zwei unwillkommene Folgen haben wir mit ihr in Kauf genommen: Das Diagnostizieren ist umständlicher geworden, und die Beherrschung und Verwertung der neuen Methoden wird für den beschäftigten Arzt, zumal auf dem Lande immer schwieriger, sie bedeuten aber für den lernenden Arzt vielfach auch ein Faulbett, das der Entwicklung des klinischen Blickes durchaus nicht förderlich ist. Ein künstlerischer Anteil der ärztlichen Tätigkeit, die Sammlung und Verwertung der klinischen Erinnerungsbilder, gerät damit in Verfall, und Handwerksmässigkeit tritt an seine Stelle. Sentimentale Erwägungen allein könnten indes diesen Entwicklungsgang nicht aufhalten. Es sind vielmehr durchaus praktische Gesichtspunkte, die mir die Pflege und Vertiefung des klinischen Blickes wünschenswert erscheinen lassen. Die Besprechung des Einzelnen wird das belegen.

Es mag von Bekanntem ausgegangen werden, um das Verständnis für weniger Bekanntes anzubahnen. Myxödem, mongoloide Idiotie, Mikromelie, drei wohlcharakterisierte Störungen des Gleichgewichtes innerer Sekretionen, wie wir vom Myxödem mit Sicherheit, den anderen zwei Typen mit grosser Wahrscheinlichkeit sagen können, sind in ihrem Äussern so bezeichnend, dass der Erfahrene sie auf den ersten Blick, im Vorübergehen erkennt. Die Kranken eines Typus sehen einander ähnlich; ihre Schilderung hat bereits in die Lehrbücher Eingang gefunden. Zu der Beschreibung der Mongoloiden, die bereits

Gemeingut ist, wäre noch eine ihrer Hände hinzuzufügen: Der
kleine Finger ist meist gegen den Goldfinger halbmondförmig
konkav gekrümmt, die Hände grösserer Kinder sind oft auf
fallend plump und schlaffzyanotisch. Wir dürfen annehmen,
dass gewisse differente Stoffe, wenn sie durch längere Zeit im
Blute kreisen, den Gesichtszügen und auch anderen Teilen des
Äusseren ihren Stempel aufprägen. Weniger bekannt, aber durchaus bezeichnend ist auch der etwas starre Gesichtsausdruck
vieler spasmophiler junger Kinder, wie ihn Escherich beschrieben hat. Hier möchte ich noch die Haltung bei Spasmus
nutans anfügen; viele Kinder, die an ihm leiden, zeigen im
Ruhezustande beim Sitzen ein eigentümliches Bild: Der Kopf ist
nach einer Seite geneigt mit etwas aufwärts gewendetem Gesichte, die Augen blicken nach der gleichen Richtung und stehen
daher in den Augenwinkeln, das eine im äusseren, das andere
im inneren. Das Ganze sieht kokett aus, ist aber als krankhaft
anzusehen und für die Diagnose verwertbar.

Wenn chronische Giftwirkung — und wir dürfen wohl all'
den genannten Erkrankungen eine solche unterstellen — derart
formend auf Gesicht und Haltung wirken kann, dann ist es
nicht unwahrscheinlich, dass auch chronische Infektionskrankheiten solche Wirkungen haben. In der Tat ist es mir gelungen,
einen Habitus tuberculosus des Kindesalters und drei
Typen des Habitus syphiliticus bei verschiedenen Altersstufen der Heredosyphilitiker festzuhalten.

Die Tuberkulinreaktionen, namentlich die handlichen nach
Pirquet und Moro haben die Diagnose der Kindertuber-
kulose sehr erleichtert. Da sie aber nicht aktive Tuberkulose,
sondern nur Allergie auf Tuberkulin beweisen, sind sie jenseits
des dritten Lebensjahres nicht mehr verlässlich und werden es
mit der Zahl der Jahre immer weniger. Um so wertvoller schien
mir die Erfahrung, dass Kinder mit aktiver klinischer Tuberkulose, mit ausgeheilten tuberkulösen Lokalprozessen und solche,
die, auf aktive Tuberkulose verdächtig, keine sicheren klinischen
Zeichen, aber positive Kutanreaktion zeigen, eine eigenartige
Körperbeschaffenheit zu eigen haben, die fast auf den ersten
Blick eine rasche Orientierung gestattet. Ich beschrieb[1] sie etwa

---

[1] Verhandlungen d. Gesellschaft f. Kinderheilkunde (85. Naturforscher-
und Ärzteversammlung) 1913.

so: Neben der Abmagerung und Blässe, dem paralytischen Thorax (bloss bei grösseren Kindern), der zuerst feinen, weichen, später trockenen Haut, oft mit durchscheinenden grossen Venen, eigenartige Pigmentverhältnisse der äusseren Decken, besonders das häufige Zusammentreffen blonder Kopfhaare und dunkler auffallend langer Augenwimpern, ferner eine tiefblaue, an der Peripherie (vielleicht nur durch Brechung) dunkel umränderte Iris, mehr oder weniger dunkle, auffällige Lanugo zwischen den Scapulae, über den Deltoidei, an der Streckseite der Unterarme, manchmal auch der Unterschenkel und an den Schläfen, oft bis auf die Wangen herab. Ähnliche Erscheinungen zeigen auch braune Kinder, nur fehlt hier der oben geschilderte Farbengegensatz. — Kriegserfahrungen haben mich gelehrt, dass die Schwertuberkulösen, die wir an dieser Krankheit verlieren, diesen Typus meist ins erwachsene Alter mitgenommen haben. Leichte, gutartige Erkrankungsformen lassen ihn in der Regel vermissen. Ich glaube daraus schliessen zu dürfen, dass die so gezeichneten Kinder zum Teile früh wegsterben, zum anderen Teile die Opfer der künftigen zerstörenden Phthise liefern. Günstige Verhältnisse jedoch lassen immerhin manche dieser Kinder später genügend leistungsfähige Erwachsene werden. — Im Anhange erinnere ich an das bekannte Bild der tuberkulösen Meningitis, das auch meist eine rasche Blickdiagnose gestattet. Weniger einheitlich, aber nicht minder bezeichnend sind die äusseren Bilder der erbsyphilitischen Kinder. Da erfahrene Wärterinnen sie mit sicherem Blicke aus der Fülle der Besucher einer Poliklinik herauszugreifen verstehen, musste ihre Erfassung auch klinischen Zwecken dienstbar gemacht werden können. Ich habe ihrer drei Formen beschrieben, gleichsam Augenblicksbilder, die mit dem Wachstum ineinander übergehen[1]).

Der erste Typus betrifft Säuglinge etwa des ersten Halbjahres. Die Kopfform (Schädel und Gesicht) zeichnet sich durch die fast vollendete Kugelgestalt aus, bedingt von folgenden Faktoren: Der Schädel hat, da es sich meist um untergewichtige Früchte handelt, intra partum keine Deformität erlitten, Hyperostosen sind noch nicht zur Entwickelung gekommen. Die Weichteile aber sind infolge der spezifischen Infiltration, auch wenn

---

[1]) Friedjung, Fortschritte in der klin. Diagnostik etc., Med. Klinik, 1914, Nr. 32.

kein Exanthem vorliegt, der feineren Einzelheiten beraubt, ver-
waschen. Die meist kleine Stulpnase tut der Kugelform wenig
Abbruch. Die Gesichtsfarbe ist gewöhnlich die bekannte hell-
kaffeebraune. Fast niemals fehlt das Schniefen der syphilitischen
Koryza.

Der zweite Typus betrifft Kinder von etwa neun bis vier-
undzwanzig Monaten. Alle zeigen mehr oder weniger starke
Rachitis und werden daher fehlerhafterweise oft unter dieser
Diagnose erledigt. Vor allem fällt ihre Blässe auf: weiss, oft
mit einem Stiche ins Gelbliche. Der Schädel ist vergrössert,
entweder ein mässiger Hydrozephalus oder durch starke Hyperostosen an den Tubera verdickt, zuweilen auch beides zugleich.
Ist die Knochenverdickung diffuser, so kommt es zu dem von
Hochsinger nach Parrot mit Recht als charakteristisch beschriebenen Caput natiforme (tiefe Furche entlang der Pfeilnaht).
Ist auch die Kranznaht vertieft, so sind die Furchen gekreuzt
und begrenzen vier Höcker. Zu der bekannten an der Wurzel
breit eingezogenen Stulpnase kommen die gleichfalls von Hochsinger als für die Diagnose wertvoll erkannten feinen, radiären
Lippennarben, Reste von eingerissenen Infiltrationen der Lippen-
säume.

Endlich der dritte Typus, etwa vom achten Jahre aufwärts!
Mit dem Wachstume erhält das blasse Gesicht die Form eines
langgezogenen gleichschenkligen Dreiecks mit der Spitze am
Kinne, der Basis an der Stirne, dessen Ecken abgerundet sind.
Es weicht damit in bezeichnender Weise von der normalen längs-
ovalen Form ab. Dieser Eindruck entsteht aus folgenden Einzelheiten: Die Stirne ist breit, senkrecht oder selbst nach vorne
ausladend, infolge der stark entwickelten Tubera frontalia über
den Durchschnitt hoch und gewölbt (die olympische Stirn nach
Parrot-Hochsinger). Die Augen liegen infolgedessen tiefer,
und das Gesicht verschmälert sich nach unten gemäss einer
auffälligen Flachheit des Oberkiefers. Verstärkt wird dieser
Eindruck durch die verkniffene Gestalt des Mundes: die Lippen
sind schmal, blass, von radiären Narben in der Quere verkürzt.
Die Nase ist relativ wieder grösser als in den ersten Jahren,
zeigt aber meist noch die suspekte Form mit den mehr nach
vorne gerichteten Öffnungen. Das Caput natiforme ist in diesen
Jahren schon seltener als früher, die ehedem in ihrer Bedeutung

so überschätzten Hutchinson-Zähne sind verhältnismässig
selten. Die Kinder sind meist blass, oft schlecht genährt und
behalten häufig bis ins reife Alter infantile Formen.

Diese Typen, zuerst an den früher mit manifesten Lues-
symptomen behandelten Kindern in symptomenfreien Zeiten gewonnen, wurden von Goldreich systematisch der Wasser-
mann-Probe unterzogen und zeigten, an 94 Fällen vorgenommen,
in 67 % positive Ergebnisse. Das ist eine höhere Zahl, als die
von Neisser für die latente Syphilis der Erwachsenen festgestellte. Wir dürfen also solche Kinder als der Erbsyphilis im
latenten Zustande dringend verdächtig ansehen und das geschilderte Äussere als Habitus syphiliticus bezeichnen.
Damit soll aber nicht gesagt sein, dass alle Heredosyphilitiker
sich in diese drei Typen einordnen lassen. Namentlich finden
sich zahlreiche Übergänge bis zur völlig normalen Gestaltung
des Gesichtes und Schädels, die sich dann selbstverständlich der
Blickdiagnose entziehen. Aber diese soll ja auch die anderen
Untersuchungsmethoden nicht entbehrlich machen, sondern nur
auch verwertet und entwickelt werden, weil sie uns oft allein
auf die richtige Fährte leitet.

Von den akuten Infektionskrankheiten geben manche durch
die von ihnen gesetzten Veränderungen unmittelbar dem Äusseren
ein bezeichnendes Gepräge, so z. B. das bekannte Bild der
Parotitis epidemica, das allerdings auch öfters von akuten
und chronischen Lymphdrüsenschwellungen hervorgerufen und
dann irrtümlich gedeutet werden kann.

Sehr bezeichnend ist das schlaff gedunsene Gesicht der an
Keuchhusten erkrankten Kinder. Namentlich die Augenlider
sind ödematös, und das Bild erinnert einigermassen an das Gesicht bei akuter Nephritis. Als Unterschied möge festgehalten
werden, dass das Ödem der Augenlider bei Pertussis weniger
blass ist: die Konjunktiven sind von dem häufigen bis zum
Tränenfluss gesteigerten Husten und den gestörten Nächten
gerötet, und das Lidödem ist wohl nicht nur der Stauung, sondern
auch der Entzündung zuzuschreiben.

Nicht minder eindrucksvoll ist das Bild der septischen
Diphtherie; völlig kraftloses Dahinliegen, das Gesicht wachs-
bleich, der Mund leicht geöffnet, die Lippen trocken, Foetor ex
ore, die Nasenöffnungen und Oberlippe von dem ätzenden, dünnen,

blutig verfärbten Nasensekret wund, der Hals im oberen Anteil
von den akut geschwollenen Lymphdrüsen verdickt, die Atmung
mühsam, schnarchend, die Sprache näselnd, kraftlos. Ähnliche
Bilder sieht man manchmal im späteren Verlauf einer schweren
Scharlach-Erkrankung. Bei der Diphtherie sind sie charakte-
ristischerweise an den Anfang der Erkrankung gestellt, die
meist rasch zum Ende führt.

Sehr verschieden von diesen schweren Erkrankungen ist
die zunächst als hartnäckiger Schnupfen imponierende Nasen-
diphtherie, die rechtzeitig zu erkennen, oft von der grössten
Bedeutung für die Verhütung weiterer Erkrankungen ist. Eine
blau-weisse Verfärbung der Schleimhaut des Nasen-
ausgangs, besonders am knorpeligen Anteil des Septums
führt oft auf die richtige Fährte; sie rührt nicht etwa von
Belägen her.

Die Morbillen geben dem Gesichte nicht erst nach dem
Ausbruche des Ausschlags, sondern schon einen bis zwei Tage
vorher ein eigentümliches Gepräge, das in Polikliniken noch
vor der Untersuchung eine Absonderung des Kranken durch
das Wartepersonal ermöglicht: das ganze Gesicht, namentlich
um Auge und Nase, ist leicht gedunsen, die Gesichtsfarbe un-
rein, leicht kongestioniert, die Augen gerötet, die Nase vom
Schnupfen feucht. Im Vereine mit dem häufigen Niesen und
trockenen, neckenden Husten ein sehr charakteristisches Bild!

Gehe ich nun noch die Krankheiten der einzelnen Organ-
systeme durch, so sei vor allem an die bekannten Bilder der
Ernährungsstörungen des Säuglingsalters erinnert, an das
der Dekomposition und Intoxikation, ferner an das omi-
nöse Bild des an akuter Peritonitis Erkrankten. Auch die
Stomatitis, namentlich die sogenannte aphthosa ist mit dem
speichelnden, leicht geöffneten Munde, den geschwollenen Lippen
und ihrer ekzematösen Aussenseite bezeichnend genug.

Unter den Erkrankungen der Atmungsorgane ist wohl
am bekanntesten der Einfluss adenoider Vegetationen auf
den Ausdruck und die Form des Gesichtes, immerhin geläufig
ist noch die Haltung und Atmung bei Retropharyngealabszess
und bei Pneumonie, besonders Bronchopneumonien.
Wenig bekannt und doch charakteristisch ist oft das Aussehen
junger Kinder mit stridoröser Bronchialdrüsentuberkulose:

sie sind blass, tragen meist die früher geschilderten Merkmale der Tuberkulose und zeigen einen leichten Exophthalmus.

Von den Krankheiten der Harnorgane nenne ich die Nephritis als bekanntes Beispiel, ferner die Pyelo-Cystitis acuta der Säuglinge, die nach der sehr zutreffenden Schilderung Finkelsteins dem Gesichte alsbald eine auffällige fahle, starre Blässe aufprägt.

In diesem Zusammenhange darf auch an die angeborenen Herzfehler als Morbus coeruleus, an die Meningitis non tbc. und an den chronischen Hydrocephalus internus erinnert werden. Für die Erkennung der leichten Formen dieser Hirnerkrankung ist das schon von Henoch beschriebene Augensympton wichtig: die Augen sind gleichsam herabgedrängt, das obere Augenlid tangiert die Kornea, das untere schneidet sie als Sekante ab, während sich dies normalerweise umgekehrt verhält.

Schliesslich möchte ich noch die Frage beantworten, ob die Onanie den sie übenden Kindern ein bezeichnendes Aussehen verleiht. Das muss ich glatt verneinen. Das Gefühl der Minderwertigkeit, die Furcht vor den angeblichen Folgen der gewohnheitsmässigen Masturbation, die man doch nicht lassen kann, mag der Haltung des erwachsenen Onanisten sekundär zuweilen einen Stempel aufdrücken; bei Kindern habe ich das nie beobachtet, wohl, weil sie dazu noch zu unbefangen sind.

3. Die Pathologie akustischer Erscheinungen.

Ein weiteres Hilfsmittel zur Vertiefung unserer klinischen Einsicht ist die aufmerksame Beobachtung und Analyse akustischer Erscheinungen.

Wir können damit schon beim primitiven Schreien beginnen; ob es den Hunger anzeigen, Schmerz klagen, Zorn oder Angst ausdrücken soll, das gibt dem Schreien seine eigentümliche Färbung, und es ist nützlich, sich diese Klangbilder einzuprägen. Sie mit Worten anschaulich zu schildern, scheint mir vorläufig zu schwierig. Nur des kraftlos-heiseren Schreiens der Säuglings-Intoxikation sei gedacht! Mannigfaltiger und der Schilderung zugänglicher sind schon Abweichungen der Sprache von der Norm. Das Stottern des jungen Kindes verrät uns oft seine neuropathische Natur, die langsame, häsitierende, eintönige Sprechweise öfters seine geistige Zurückgeblieben-

heit, das überlebhafte, die Unterredung der Erwachsenen
rücksichtslos störende Schwätzen abermals seine nervöse
Verfassung.

Die heisere Sprache wird uns auf Kehlkopferkrankungen
hinweisen, die langsame Steigerung der Heiserkeit bis zur Ton-
losigkeit gepaart mit zunehmender Atemenge wird den Verdacht
auf Diphtherie des Kehlkopfes wecken, laute, wenn auch heisere
Stimme bei schwerer Stenose für subglottische Schwellung
sprechen. Kraftloses oder schmerzhaft unterdrücktes Schreien
oder Sprechen findet sich öfters bei Pneumonie, bei Herz-
schwäche. Bekannt ist die gaumige, modulationsarme, schnaufelnde
Sprache, die adenoide Wucherungen verursachen; man kann
sich sie nachahmen, indem man beim Sprechen beide Nasenöffnungen durch Fingerdruck verschliesst. — Das Gegenstück
dazu ist die Wirkung der Gaumensegellähmung, meist im
Gefolge schwerer Diphtherie: kraftlos-undeutliche Intonation,
bei der jedesmals ungewollt der Nase ein hör- und fühlbarer
Luftstrom entweicht, die Sprache infolgedessen näselnd. — Der
Retropharyngealabszess scheint mir durch ein gequetschtes,
ängstlich-quäkendes Schreien charakterisiert; sprechen können
die meisten der mit ihm behafteten Kinder noch nicht. Wo das
doch schon der Fall ist, klingt die Sprache eintönig, mühsam,
gedeckt, das, was man im Österreichischen knödelig nennt, bei
auffallend hoher, schwacher, leicht nasaler Stimme.

Wie sehr der Husten für seine Entstehung charakteristisch
sein kann, beweist das bekannte Klangbild der Pertussis und der
Kehlkopfdiphtherie; beide sind ja bei geschlossener Türe aus
der Ferne zu erkennen. Dennoch sei man vor Irrtümern auf
der Hut! Der die Masern einleitende Husten und beginnende
Pertussis sind manchmal, bevor Kopliksche Flecken zu
sehen sind, schwer zu unterscheiden; beide lassen sich mit Kodein auch in grossen Dosen schwer beeinflussen, und so ent-
fällt auch diese Unterscheidung ex juvantibus. Und die harm-
lose akute Laryngitis kann den gleichen trockenen, rauh-
bellenden Husten hervorrufen, wie die Diphtherie. — Ziemlich
allgemeiner Kenntnisnahme erfreut sich bereits die von mir
zuerst gegebene Schilderung des Hustens bei Bronchialdrüsentuberkulose: er tritt in kurzen Anfällen auf, ist trocken, keu-
chend, von pfeifender Klangfarbe und grosser Tonhöhe, dabei

anstrengend bis zum starken Erröten, ja Zyanose des Gesichtes, hie und da, wie bei Pertussis, bis zum Auswürgen von Schleim und Erbrechen. Auch er ist so bezeichnend, dass man die Diagnose, ohne das Kind zu sehen, aus dem Klange mit grosser Wahrscheinlichkeit machen kann. Sehr wertvoll scheint mir die Verwertung akustischer Phänomene insbesondere für die Aufdeckung der Natur einer Stenose der oberen Luftwege. Ob akute Schwellung, ob Fremdkörper, Polyp des Kehlkopfinneren oder Zyste des Kehldeckels, ob Rekurrensparese oder Narbenstriktur, diese und andere Möglichkeiten, die uns oft genug weder Anamnese, noch die bei Kindern zuweilen so schwierige Kehlkopfspiegelung aufklären können, lassen sich mittels einer sorgfältigen Analyse der Erscheinungen, besonders auch der akustischen manchmal mit einiger Sicherheit entscheiden. Ich habe einige Beispiele solcher Analysen in einer kleinen Arbeit veröffentlicht[1]). Ihre Vernachlässigung führt oft zu argen Missgriffen: besonders häufig wird Laryngospasmus zu Unrecht diagnostiziert, ja selbst Pertussis kleiner Kinder wird wegen des „Ziehens" für Diphtherie gehalten und mit Serum behandelt. Schuld an so groben Irrtümern trägt nur die unzulängliche Vertiefung in das klinische Bild. Ich glaube, dass noch manch wertvoller Beitrag hierzu der Zukunft vorbehalten ist. Über die Thymushyperplasie z. B. lässt sich vielleicht sagen, dass die tönende Stenose in- und exspiratorisch ist, namentlich aber die Einatmung betrifft. Der Klang ist trocken, röhrend oder krähend, die Stärke der Stenose wechselt und ist durch Lageveränderungen meist leicht beeinflussbar (relatives Optimum). — So will denn dieser Abschnitt mehr Anregung als Ausführung des Gedankens sein.

4. Die Lehre von den einleitenden Erscheinungen (Prodromenlehre).

Je früher der Arzt Klarheit gewinnt über das Wesen einer Erkrankung, desto früher kann er eine ursächliche Behandlung einleiten, Massnahmen zum Schutze der Umgebung treffen, die Voraussage formen. Deshalb wäre es wünschenswert, die Diagnostik der einleitenden Krankheitserscheinungen (Prodrome) auszubauen. Wir haben da noch reiche Arbeit vor uns, die die

---

[1]) Archiv f. Kinderheilkunde, Bd. XXXV, Beiträge zur Diagnostik und Therapie der Stenosen der oberen Luftwege.

Forscher bisher wohl darum schuldig geblieben sind, weil sie,
die wissenschaftlichen Arbeiter, die Krankheitsbilder meist erst
im vollentwickelten Zustande zu Gesicht bekommen. Das, was in
der Beschreibung der Masernerkrankung bereits erfreulich gelöst
ist, muss auch bei anderen Infektionen gelingen. Vorläufig
kann ich nur einzelne Bausteine liefern.

Stomatitis aphthosa: Sie wird meistens von einem mehr-
tägigen Fieber eingeleitet. Anfangs ist der Rachen und die
Mundschleimhaut nur gleichmässig schwach gerötet, in den weiteren Tagen nimmt die Schwellung der Zahnfleischpyramiden
zu, vermehrter Speichelfluss, Empfindlichkeit der Mundschleimhaut, die allerdings von der Umgebung meist nur als Appetitlosigkeit beklagt wird, tritt hinzu. In einzelnen Fällen sind
die ersten Erscheinungen ausserordentlich schwer; mehrere Tage
hohen Fiebers bis 40⁰ und darüber, Benommenheit, selbst
schwere Krampfanfälle können ein Bild schaffen, das die schwersten Besorgnisse wachruft, weil die zunächst geringen Erscheinungen im Munde der Erklärung dafür zu wenig scheinen. Und
der weitere Verlauf ergibt doch nichts Bedenkliches.

Varicella. Während die Mehrzahl der Kinder vor dem
Ausbruche des bezeichnenden Ausschlags keinen Verdacht auf
ein Übelbefinden weckt, gibt es solche, die schon einige Tage
vor der Eruption mässige Temperaturerhöhungen zeigen, deren
Ursache erst der Ausbruch des Ausschlags aufklärt, ja manchmal kann auch hier der Beginn recht aufregend werden: 2 bis
4 Tage hoher Temperaturen bis 40⁰, quälende Kopfschmerzen,
so dass Fehldiagnosen sehr nahe liegen. Nur im Zusammenhange mit anderen Fällen konnte ich in solchen Fällen manchmal das Richtige treffen.

Parotitis epidemica. Manche Kinder klagen noch vor
dem Erscheinen der charakteristischen Geschwulst, manchmal
schon mit Fieber behaftet, über Ohrenschmerz. Die sorgfältige
Untersuchung ergibt dann doch Unterschiede gegenüber einer
Otitis media, an die man wohl zuerst denkt: die Art der Druckempfindlichkeit entspricht nicht dem Ohrantitragus, sondern liegt vor
ihm, und der Spiegelbefund ergibt ein normales Trommelfell. Die
Annahme einer beginnenden Parotitis dürfte dann meist zutreffen.

Erysipel. Die Diagnose kann am Beginne dann schwer
werden, wenn der Rotlauf aus der Tiefe kommt, also vom Nasen-

innern, vom äusseren Gehörgang, von der Vulva oder Vagina ausgeht. Verletzungen dürften wohl in solchen Fällen der Infektion den Weg bereitet haben. In allen drei Fällen verrät hohes Fieber, Kopfschmerz, Abgeschlagenheit dem Arzte eine schwere Infektion. Bei dem Ausgange von der Nase aus klärt erst die bekannte schmetterlingsartige Rötung und Schwellung des Nasenrückens die Natur der Erkrankung; bis dahin tappt man im Dunkeln. Bei der Infektion des äusseren Gehörgangs kann eine ausgesprochene Druckempfindlichkeit unter dem Ohrläppchen die Annahme einer Otitis media naherücken. Der Spiegelbefund ergab mir in einem solchen Falle ein normales Bild bei Temperatur über 39°. Am nächsten Tage unzweifelhaftes Erysipel des Ohres und der Parotis-Gegend. — Einen noch viel schwerer wiegenden Irrtum kann der von der Vulva ausgehende Rotlauf zur Folge haben, wenn es sich um ein junges Kind handelt. Beim Neugeborenen wird hohe Temperatur wohl eine septische Erkrankung annehmen, also das Richtige treffen lassen. Bei einem dreijährigen Mädchen mit plötzlichem Temperaturanstieg auf 39,8°, Erbrechen, Schmerzen im „Bauche", fand ich eine lokalisierte Druckempfindlichkeit des rechten Unterbauches, vermehrte Muskelspannung. Das Genitale bot nichts Auffälliges. Ein zu Rate gezogener Chirurg, der als Diagnostiker und besonnener Operateur hohes Ansehen geniesst, schloss sich meiner Annahme einer akuten Appendizitis an und schritt zur Frühoperation. Am Appendix nichts Abnormes, in seiner Nähe mehrere akut geschwollene Drüsen. Am nächsten Morgen Erysipel des rechten Labium majus. Der Verlauf war übrigens ganz glatt. Offenbar hatten jene Drüsen die Druckempfindlichkeit und falsche Deutung verschuldet.

Sogenannte genuine Pneumonie. Es ist bekannt, dass Kinder häufig, bevor die Lungenentzündung noch nachweisbar ist, unter hohem Fieber über Bauchschmerzen klagen. Gelegentlich kann dieses Symptom auch dabei so in den Vordergrund rücken, die Untersuchung des Abdomens so schwere Verdachtsgründe liefern, dass fälschlich eine Appendizitis angenommen wird. Wiederholt konnte ich solche Irrtümer berichtigen; einmal widerfuhr er mir selbst. Der oben erwähnte Chirurg war es in diesem Falle, der sich, wie sich erwies, mit Recht zu einer Operation nicht entschliessen mochte. Am nächsten Tage war die rechtsseitige Unterlappen-Pneumonie deutlich. In den späteren Jahren gemahnte nichts an eine Appendix-Erkrankung.

Colitis acuta. Die dysenterieähnlichen Erkrankungen des Kindesalters beginnen öfters mit hohem Fieber und heftigen Leibschmerzen, noch bevor die Entleerungen die Diagnose wesentlich erleichtern. Die Inspektion des Bauches ergibt noch keinen Anhaltspunkt, während die Druckempfindlichkeit der beiden Flanken, besonders über dem linken Darmbeinteller, die richtige Diagnose bereits ermöglicht.

Pertussis. Der uncharakteristische Husten der ersten Tage kann dadurch entlarvt werden, dass man Kodein in wirksamen Dosen versucht: Bei Kindern von 1 Jahr, 0,008, bei solchen von 2 Jahren 0,01, jenseits des 8. Jahres 0,012—0,015 dreimal im Tage. Ich habe davon niemals einen Schaden gesehen. Die Pertussis entwickelt sich dabei ungestört weiter, während jeder andere Husten beruhigt wird; nur der Husten bei beginnenden Morbillen verhält sich manchmal ebenso refraktär. Über den Nachweis des Bazillus Bordet-Gengou nach Meyer habe ich keine Erfahrung.

5. Die Veränderlichkeit der Krankheitsbilder akuter Infektionen.

In den meisten Lehrbüchern sind bei der Schilderung der Infektionskrankheiten die Einflüsse des Genius epidemicus kurz besprochen. Es scheint mir indes notwendig, hervorzuheben und im Unterrichte nicht zu übersehen, dass die Krankheitstypen mit den Jahrgängen ständig wechseln. Die Masernepidemie z. B. des Jahres 1908 in Wien war ebenso durch gewisse Züge charakterisiert, wie die des Jahres 1918, und von ihr dadurch deutlich unterschieden. Um nur einen Zug herauszugreifen: 1908 — häufig Fehlen der Koplik-Flecken, 1918 — Häufigkeit der vermutlich nur temporären Immunität von Brustkindern! Haben wir eine Angina-, eine Scharlach-, eine Grippeepidemie, so ist sie immer durch gewisse Züge charakterisiert, von anderen Epidemien gleicher Art deutlich unterschieden. Damit stellt sich die Notwendigkeit heraus, den Charakter jeder Epidemie erst zu fassen; ist das gelungen, so findet man sich in der alle Jahre neuen Aufgabe leichter zurecht. Das gibt natürlich der ärztlichen Tätigkeit einen gewissen Reiz, aber auch eine Schwierigkeit mehr und macht die lehrbuchmässige Schilderung der

Krankheitsbilder zu einer Aufgabe, die den Kenner als Schreiber sowohl wie als Leser niemals ganz befriedigen kann. Wie sollte man ein Bild, das alle Jahre wechselt, auch zutreffend schildern können? Alle diese Mannigfaltigkeit in Worte zu fassen, wäre ebenso schwierig wie vergeblich, weil das nächste Jahr wieder neue Abweichungen zu bringen pflegt.

Wie soll sich der Unterricht also zu dieser Schwierigkeit stellen? Tut er recht daran, dieser wichtigen Tatsache überhaupt nicht zu erwähnen? — Meines Erachtens ist dies ein Fehler, der sich später an den Kranken rächen muss. Den Lernenden werden viel zu viel „unerschütterliche Wahrheiten" übermittelt, und es wird ihnen viel zu wenig klar gemacht, dass nicht nur das Leben, sondern auch das Kranksein und Sterben von unerschöpflicher Mannigfaltigkeit ist. Der junge Arzt glaubt sich daher im Besitze eines grossen Wissens und behandelt immer nur die Masern statt des Maserkranken vom Jahre 1908 oder 1918. Gelingt es ihm noch zur Not, der Mannigfaltigkeit der einzelnen Kranken gerecht zu werden, so weiss er gar nicht, dass es überdies noch das Problem gäbe, der der Krankheit zu genügen.

Hier gibt es, so scheint mir, nur einen Weg ins Freie: den Lernenden immer wieder bewusst machen, dass man ihm kein abschliessendes Wissen, sondern nur die Fähigkeit geben kann, sich „immer strebend zu bemühen", immer von neuem zu lernen, was die Zeiten an ärztlichen Aufgaben bringen.

Freilich muss zugegeben werden, dass dieses „Sich-zurecht-finden" nicht jedermanns Sache ist. Es erfordert ein gewisses Mass besonderer Begabung, den jeweiligen Epidemiecharakter rasch zu erfassen, ganz davon zu schweigen, dass dazu ein aus-reichendes Beobachtungsmaterial notwendig ist, also gerade das, was dem jungen Anfänger unter den Ärzten abzugehen pflegt. Dafür liesse sich in grösseren Städten mit ärztlich-wissenschaft-lichen Gesellschaften oder mindestens einer kleinen Gruppe wissenschaftlich tätiger Ärzte Abhilfe finden. Es müsste ein kleiner Ausschuss von dazu befähigten Ärzten damit betraut werden, jeweils so rasch, als es die Gewissenhaftigkeit zulässt, in kurzen Worten das Kennzeichnende einer im Anwachsen be-griffenen Seuche zusammenzufassen und der Ärzteschaft der Stadt, des Kreises zur Kenntnis zu bringen. Damit würde einem präktischen Bedürfnisse genügt und gleichzeitig wertvolles Material gesammelt für eine geschichtlich-vergleichende Beurteilung der verschiedenen Infektionskrankheiten. In Wien wurde nach der grossen Grippe-Pandemie des Jahres 1918 auf meine Anregung von der angesehenen „Gesellschaft der Ärzte" ein solcher Seuchen-Ausschuss eingesetzt.

6. Einige wenig bekannte Krankheitsbilder.

a) Erosion der Eichelspitze bei beschnittenen Knaben.

Nicht häufig, aber doch oft genug, um ein eigenartiges Krankheitsbild abgrenzen zu können, wurde ich wegen eines „Geschwüres" am Gliede kleiner Knaben zu Rate gezogen. Es handelt sich durchwegs um Kinder an der Wende des ersten Jahres. Sie schreien, wenn sie Harn lassen sollen, als empfänden sie dabei Schmerzen, und als gelänge es ihnen manchmal nicht sogleich, machen wohl auch grössere Pausen als bis dahin, das Glied wird am Beginn der Harnentleerung steif. Die Untersuchung ergibt an der Spitze der Eichel der stets beschnittenen Knaben am oder um das Orificium urethrae einen etwa linsengrossen, von einer trockenen Borke bedeckten Substanzverlust ohne wesentliche entzündliche Erscheinungen, der mit seinem vertrockneten Sekret das Orificium verklebt. Die Bestreichung der einer Abschürfung gleichenden Verletzung mit Borsalbe beseitigt die Beschwerden und bringt sie in einigen Tagen, höchstens einer Woche, zur Heilung[1]).

Da ich dieses Krankheitsbild nur an beschnittenen Knaben gesehen habe, die im Kriechlingsalter standen, nehme ich an, dass es sich um eine beim Kriechen in Bauchlage erworbene Abschürfung des vorspringenden Eichelpols handelt. Die Beschwerden sind aus der Verklebung der Harnröhrenöffnung zu erklären; sie hören auf, wenn man diese Verklebung mittels einer Salbe hintanhält. Es handelt sich somit um eine Gefährdung der mit der Beschneidung ihres natürlichen Schutzes beraubten Eichel.

---

[1]) Nach dem Abschlusse meiner Arbeit finde ich eine gleiche Demonstrationsbemerkung von de Bruin (Holland).

b) Im Anschlusse daran möchte ich von weiteren schädlichen
Folgen dieses rituellen Eingriffes und von seiner
medizinischen Bedeutung sprechen.

Seltener schwerer Folgen der rituellen Beschneidung erwähne
ich nur flüchtig. Ich sah ein kräftiges Kind nach ihr septisch
zugrunde gehen, kenne mehrere Fälle schwerer Blutung, einen
Fall der Verblutung eines Hämophilen, sah einen Fall von
primärer Syphilis, wahrscheinlich infolge des bei Orthodoxen
üblichen Ableckens der frischen Wunde dnrch den Beschneider.
— Häufig sind mehr oder weniger ausgedehnte Pyodermien
der Umgebung des Genitales. Die stets der Verunreinigung
preisgegebene Wunde heilt nur unter Eiterung, und die zarte
von Nässe und Packung aufgelockerte Haut des Neugeborenen
ist zur Aufnahme der Eitererreger leicht geneigt. Diese Infektionen können die Quelle eines ausgebreiteten Pemphigus
neonatorum, bei tieferem Eindringen der Erreger auch von
Furunkulosen werden. Selten kommt es zur Entwickelung
eines Erysipels. — Bei der mohamedanischen Bevölkerung,
unter der ich im Kriege ein halbes Jahr lebte, die ihre Kinder
erst vor der Erlangung der Mannbarkeit beschneiden lässt, habe
ich keine derartigen Schäden gesehen, trotzdem ich sonst vielfach um Rat angegangen wurde. Die Zirkumzision des Neugeborenen, der die Wunde nicht rein halten kann, wird offenbar
viel eher zur Gefahrquelle.

Bei der Verteidigung der rituellen Beschneidung werden,
wenn religiöse Gründe nicht geltend gemacht werden wollen,
häufig gesundheitliche Gesichtspunkte ins Treffen geführt. Wie
steht es um ihre Berechtigung? Als wichtigste Anzeige wird
die „so häufige" Phimose bezeichnet und gerne an den Neugeborenen aufgezeigt. Dabei geschieht jedoch eine grobe Ver-
kennung der normalen anatomischen Verhältnisse. Jeder Neugeborene zeigt ein dickes, wie ödematöses Präputium, das über
die Eichel nicht zurückgezogen werden kann. Das ist die Norm,
die Urinentleerung geht dabei ohne Schwierigkeiten vonstatten;
dieser Zustand hat mit der Phimose nichts zu tun. Bei allen
diesen Kindern lasse man das Glied in Ruhe: allmählich verdünnt sich die Vorhaut, sie wird falt- und entfaltbar und schon
im 2.—3. Jahre lässt sie sich auf eine recht grosse Strecke zu-
rückziehen. Bis zur Pubertät wird sie ganz dünn, fettlos und

in ihrer Gänze entfaltbar, so dass der Erektion kein Hindernis
bereitet wird. Wirkliche Phimose ist ausserordentlich selten.
Nach meiner Erfahrung werden unter diesem Vorwande viele
unnötige blutige und unblutige Eingriffe gemacht.

Ferner wird geltend gemacht, dass die Beschneidung einen
gewissen Schutz gegen Geschlechtskrankheiten biete. Wie weit
sich das statistisch belegen lässt, ist mir nicht bekannt. Aber
auch wenn Juden einen kleineren Anteil an venerischen An-
steckungen haben sollten, so könnte das andere Gründe haben.
Ich selbst kenne viele Beschnittene, die sich geschlechtlich an-
gesteckt haben, und unter den Mohamedanern des Sandschak
ist die Syphilis und Gonorrhöe erschreckend verbreitet. Kein
ernster Arzt wird wohl auch den Mut haben, die Entfernung
der Vorhaut als irgendwie verlässlichen Schutz zu bezeichnen.
In meiner Besprechung der sexuellen Erziehung habe ich den
Weg besprochen, der zum Schutze unserer Jugend notwendig
gegangen werden muss.

Einen einzigen Nachteil hat die Erhaltung des Präputiums,
die im Knabenalter überaus häufige Balanitis. Sie entsteht infolge der Zersetzung des Smegmas und stellt sich als ein richtiger
Katarrh des Vorhautsackes dar. Der Zustand ist völlig un-
bedenklich, heilt rasch ab und läßt sich durch eine auch nur
wöchentliche Reinigung des Präputialsackes etwa im Bade vermeiden.

Alles in allem ist die rituelle Beschneidung vom Standpunkte
des Arztes unbedingt abzulehnen.

c) Das chronische Genitalödem frühgeborener Säuglinge.

An frühgeborenen Säuglingen beobachtet man hie und da
— nach Ylppö unter 235 Frühgeburten zweimal — ein Zu-
standsbild, das von keinerlei Beschwerden begleitet ist, aber
dennoch gekannt sein will, um überflüssige Heilversuche zu
vermeiden. Ich habe es im Jahre 1906 zuerst beschrieben[1]:
Eine bis mehrere Wochen nach der Geburt findet man am
Genitale und seiner nächsten Umgebung, also am Mons veneris
und der Innenseite der Oberschenkel eine auffällige Haut-

----

[1] Das chron. „idiopathische" Genitalödem jung. Säuglinge. Wr. kl.
Wochenschr. 1906 Nr. 24.

veränderung: Die Haut ist verdickt, ihre Konsistenz mehr oder weniger derbteigig, ähnlich der des Sklerems, blass, normal temperiert, der Fingerdruck steht nicht, eine Falte lässt sich nicht aufheben. Gegen die normale Haut ist die Veränderung ziemlich scharf abgegrenzt, nicht druckempfindlich und macht keinerlei Beschwerden; die Kinder machen den Eindruck vollkommenen Wohlbefindens. — Die Prognose dieser eigenartigen Veränderung, die bei Knaben und Mädchen vorkommt, scheint stets gut zu sein, auch quoad restitutionem ad integrum. Sie schwindet langsam im Laufe von Monaten; jenseits des sechsten Monates sah ich sie nie mehr. Jede Therapie ist überflüssig.

Dieses eigenartige chronische Genitalödem, das mit dem so häufigen flüchtigen Genitalödem der Neugeborenen nichts zu tun hat, ist seiner Entstehung nach noch vollständig dunkel. Ylppös Annahme, es handle sich um eine Stauungswirkung, musste ich als unbegründet ablehnen. Der Lokalisation nach erinnert es an einen Typus des Erysipels Neugeborener, dem ich früher ziemlich häufig begegnet bin, doch bleibt es dahingestellt, ob das mehr als eine äusserliche Ähnlichkeit bedeutet.

d) Impetigo ex Rhinitide.

Unter den zahlreichen Hauterkrankungen des Kindesalters ist eine unter den Kindern der Armen recht verbreitete als solche noch nicht festgehalten, die Impetigo als Folge von Koryza. Sich selbst überlassen verschmieren kleine Kinder das reichlich fliessende, mit Eitererregern beladene Sekret des akuten Schnupfens mit der Hand im Gesichte. Hier sowohl, wie auf dem Handrücken und an den Fingern entstehen impetigoähnliche Eruptionen, die bei der gebotenen Reinlichkeit und unter zweimal täglicher Benützung einer 1 % weissen Quecksilber-Präzipitat-Salbe in etwa einer Woche heilen.

e) Das Collum obstipum glandulare infantum.

In den Vorlesungen über Chirurgie lernt man das Collum obstipum osseum (gewöhnlich tuberkulöser Natur, selten durch Bruch oder Verrenkung entstanden) vom Caput obstipum musculare infolge einer narbigen Verkürzung eines Musculus sterno-cleido-mastoideus und vom Caput obstipum „rheumaticum" (ein dunkler Begriff!) unterscheiden. In dem Abschnitte über pathologische Physiognomik haben wir indes eine weitere

Bedingung des Schiefhalses kennen gelernt: den Spasmus nutans der Rachitiker, und in den Lehrbüchern der Kinderheilkunde findet man die Schiefhaltung des Kopfes beim akuten Retropharyngealabzess beschrieben.

Welcher Ursache ist die krankhafte Haltung bei dieser zuletzt genannten Erkrankung zuzuschreiben? Sie geht aus einer akuten Rhinopharyngitis hervor, die zur Vereiterung einer oder mehrerer regionärer Lymphdrüsen vor der Wirbelsäule geführt hat. Ausser diesen sind aber auch andere Lymphdrüsen akut geschwollen, besonders am Unterkiefer, ferner oberflächlich und tiefgelegene Drüsen des Halses hinter dem M. sterno-cleido-mastoideus. Viele von ihnen sind deutlich druckempfindlich, und der Kopf wird in einer Kompromissstellung gehalten, bei der die Spannungs- und Entspannungsverhältnisse der Hals- und Nackenmuskeln den geringsten Schmerz verbürgen. Viel häufiger aber als die schwer-infektiösen Nasenrachenerkrankungen, die zu jener Abszessbildung führen, sind leichtere, die bloss eine mehr oder weniger rasch vorübergehende schmerzhafte Schwellung jener Hals- und Nackendrüsen zur Folge haben. Sie sind die Ursache der überwiegenden Zahl der Erkrankungen an Caput obstipum im Kindesalter. Vorsichtige Palpation ist meist leicht imstande, den Tatbestand aufzudecken, und dieses Krankheitsbild von den oben genannten zu sondern. Ich bin sehr geneigt, einen grossen Teil der unklaren „rheumatischen" Schiefhälse der Autoren hieher zu rechnen. Wenn der Zustand von Fieber begleitet ist, so haben wir das von Pfeiffer beschriebene Drüsenfieber vor uns. — Ich pflege Dunstumschläge, je nach dem Erfolge kalt oder warm, über den Nacken bis nach vorn, ferner Einträufelungen von Natr. sozojodolic. 1,0 auf 20,0 Wasser zweimal täglich in die Nase vornehmen zu lassen. Meist schwinden die Beschwerden und die schiefe Kopfhaltung in wenigen Tagen.

f) Die sogenannten „Nabelkoliken", ein typisches Krankheitsbild bei neurotischen Kindern.

Von einer irrtümlichen Darstellung Büdingers, der eigentümliche Kolikanfälle grösserer Kinder als Einklemmung zwischen den Rändern der diastatischen Musculi recti abdominis deuten wollte, wurde ich zur Abgrenzung eines Krankheitsbildes geführt,

das nunmehr, von mehreren Seiten nachgeprüft, unter dem
Namen der Nabelkoliken ziemlich allgemein angenommen wurde [1]).
Es handelt sich meist um schwächliche, anämische Kinder, bei
denen sich sehr häufig eine neuropathische Belastung erweisen
lässt. Seit Tagen, Wochen, Monaten, selbst Jahren leiden sie
an Schmerzanfällen, die, stets in der gleichen typischen Weise
verlaufend, die Patienten bei vollem Wohlbefinden, fast immer
nur bei Tage, oft beim Laufen oder Springen einmal oder auch
öfters des Tages überraschen, um nach kurzer Zeit, oft wenigen
Sekunden, meist Minuten, sehr selten erst nach Viertelstunden
wieder zu schwinden: die Kranken halten in ihrer Beschäftigung
inne, werden blass, fühlen sich übel, empfinden einen heftigen,
oft mit starken Ausdrücken gemalten Schmerz in der Ober-
bauchgegend, beugen sich jammernd vornüber, pressen die
Handflächen, zuweilen auch den ganzen Unterarm zur Erleich-
terung gegen das Abdomen, und nach kurzer Zeit ist alles wieder
vorüber. Manche fühlen sich danach matt, manche gehen auch
unverweilt der unterbrochenen Beschäftigung wieder nach; selten
kommt es im Anfalle zum Erbrechen. Diese Schmerzanfälle
können für Tage, selbst Wochen schwinden, tauchen jedoch
dann immer wieder von neuem auf. Meist ist der Appetit sehr
vermindert, zuweilen besteht eine Abneigung gegen gewisse
Speisen, und der Anfall schliesst sich an die Nahrungsaufnahme
an oder unterbricht sie. Der Stuhl und Harn zeigen eine normale Beschaffenheit, selten besteht Obstipation, auch abwechselnd
mit mässigem Durchfalle. Niemals wurde Ikterus oder Acholie
des Stuhles beobachtet. Bei den Kindern, die ihr Leiden schon
längere Zeit tragen, sind vielfach schon die verschiedensten
irrigen Diagnosen, meist in der Voraussetzung einer anatomischen Veränderung des Darmtraktus, gestellt und mannigfache
Heilversuche gemacht worden. Sehr häufig handelt es sich
dabei um weitgehende Einschränkungen der Nahrungszufuhr,
die geeignet sind, den Allgemeinzustand der neuropathischen
Kranken zu verschlechtern und das, wie sich zeigen wird, nervöse Leiden zu fixieren. Fast alle betroffenen Kinder zeigen
nämlich hysterische Stigmata (Hyperalgesie der Halswirbel-Dorn-
fortsätze, „Ovarie", öfters auch Hyperalgesie des ganzen Bauches),

---

[1]) Eine typische Form der Hysterie des Kindesalters. Zeitschr. f. Heilkunde. Wien 1904.

sie leiden unter nervöser Belastung, der Altersaufbau der an
der Krankheit Beteiligten entspricht den sonstigen Erfahrungen
über Kinderhysterie, und der starke Anteil jüdischer Kinder an
dem Krankheitsbilde spricht in dem gleichen Sinne. Manche
der von mir beobachteten Kinder zeigten später zweifellos hysterische Zustände, und schliesslich durfte ich die schlagenden
Erfolge der von mir schon in dieser Überzeugung gewählten
Suggestivbehandlung für die Auffassung des geschilderten Krankheitsbildes als einer typischen Kinderneurose geltend machen.
Neuerdings werden[1]) Beziehungen dieses Symptomenkomplexes
zur Vagotonie behauptet. Die Diagnose muss selbstverständlich
mit der grössten Vorsicht gestellt werden. Leitet auch meist
schon die charakteristische Anamnese, die oft grossen Inter-
missionen der Schmerzanfälle, das Benehmen des Kindes auf
die richtige Spur, so müssen doch alle anderen Krankheitsformen,
die ähnliche Zufälle hervorrufen, sorgfältig ausgeschlossen werden.
Der positive Nachweis von hysterischen Stigmen wird alsdann
die Entscheidung erleichtern.

Die Behandlung, die ich fast immer mit vollem Erfolge
einschlug, folgte der Methode der zweckbewussten Nichtbeachtung: Der Kranke soll und muss alles essen, der Anfall wird
als etwas abgetan, was die Umgebung gar nicht interessiert. Hin-
zugefügt wird als Mittel der Suggestion Tinctura Valeriana, etwa
8—15 Tropfen dreimal täglich; ich sage in Gegenwart des Kindes
mit Nachdruck, die Tropfen würden die Anfälle beseitigen.
Besonders rasch gelingt die Heilung, wenn man das Kind in
eine andere Umgebung bringt, z. B. in ein Krankenhaus auf-
nimmt. Kommt es zu einem Rückfalle, so lässt er sich durch
die gleichen Mittel beseitigen. Selbstverständlich ist dafür
Sorge zu tragen, dass der Allgemeinzustand des Kindes gehoben
und seinem allgemein-nervösen Zustande gesteuert werde.

7. Krankheit als Folge abträglicher Familienverhältnisse.
(Das einzige und Lieblingskind, das umkämpfte und das un-
geliebte Kind.)

Seit langem ist man sich klar über die folgenschwere Bedeutung, die eine gesundheitswidrige Umgebung für des Kindes

---

[1]) Schiff, Monatsschrift für Kinderheilkunde, Band 14.

Entwicklung haben kann. Mangel an Reinlichkeit, Licht und Luft, verdorbene und unzulängliche Nahrung, ansteckende Krankheiten bei der Umgebung des Kindes, — all das spielt im Denken des Kinderarztes schon lange die gebührende Rolle. Unbeachtet dagegen bis in die letzten Jahre blieb der Einfluss alles dessen auf die Gesundheit des heranwachsenden Menschen, was man als seelische Umgebung — um den Fremdausdruck „psychisches Milieu" zu vermeiden — bezeichnen kann. Und dennoch lehrt die tägliche Erfahrung, dass diese Einflüsse für die Entwicklung und das gesundheitliche Verhalten der Kinder von nicht geringerer Bedeutung sind als etwa die Vererbungsfaktoren.

Meine Untersuchungen wandten sich vor allem dem Verhalten des einzigen und des Lieblingskindes zu, das den Arzt sehr aufdringlich vor früher kaum beachtete Aufgaben stellt, namentlich, seitdem die gewollte Beschränkung der Kinderzahl auch in Mitteleuropa unaufhaltsame Fortschritte gemacht und auch in den breiteren Volksschichten Fuss gefasst hat. Das einzige Kind, — und in weitem Ausmasse trifft das auch für jedes Lieblingskind, z. B. die sogenannten Spätlinge zu —, leidet einerseits an dem Übermass an Zeit und Mitteln, die ihm von seiner verliebten erwachsenen Umgebung gewidmet werden, andererseits unter dem Mangel sozialisierender Einflüsse, die sonst das Aufwachsen unter Geschwistern gleichen Rechtes mit sich bringt. Die Folge davon ist zunächst eine recht unerfreuliche Charakterentwicklung, deren erste eindrucksvolle Darstellung wir Neter[1]) verdanken. Gewisse Eigenschaften zeigt es im Übermasse: Vor allem fällt meist seine dem Alter vorauseilende Entwicklung des Verstandes auf, der später leicht ein bedauerliches Nachlassen folgt. Das Einzige pflegt selbstsüchtig, eitel und daher überempfindlich zu sein; das ist einer der Gründe, warum es in der Statistik des Kinderselbstmordes eine unerfreulich grosse Rolle spielt, trotzdem es oft in der Schule besonders „brav" ist. Das Phantasieleben des trotz aller Verwöhntheit einsamen Einzigen wuchert oft üppig. Auf der anderen Seite ermangelt es gewisser fördernder Eigenschaften: es ist feige, ängstlich, unselbständig, ungeschickt. Sein soziales Empfinden ist in dem Kreise, in dem es allein herrscht, verkümmert: kalt,

---

[1]) Das einzige Kind und seine Erziehung. 5. u. 6. Aufl., München 1914.

ohne Menschenliebe erwirbt es auch keine Menschenkenntnis, es wird ziellos, launenhaft, willensschwach. Das führt uns schon weiter zu Zeichen der Abartung. Das einzige Kind ist meist unkindlich, frühreif, hypochondrisch. Der Gesellschaft von Kindern ungewohnt, ist es unter solchen unbeliebt; denn es ist unverträglich, herrschsüchtig. Kommt ein spätes Geschwister nach, so ist das erste oft eifersüchtig. Im späteren Leben sind diese verwöhnten Lieblingskinder von Psychoneurose, bedenklichen psychischen Hemmungen, Enttäuschungen bedroht.

Aber ausser diesen Charakterzügen, die nicht selten an sich die Angehörigen zum Arzte führen mit der Frage: „Ungezogen oder krank?", kommen an den Lieblingskindern auch unzweifelhaft krankhafte Erscheinungen zur Entwicklung, die ein ärztliches Eingreifen verlangen, und alltägliche Krankheitstypen erfahren bei ihnen eine wirkliche oder scheinbar beunruhigende Veränderung. Wie es zu der Bildung dieser Symptomenkomplexe kommt, habe ich ausführlich in einer grösseren Arbeit dargestellt[1]). Hier sei nur das Tatsächliche festgehalten!

Die Lieblingskinder zeigen in ihrer grossen Mehrzahl krankhafte Züge: von 264 einzigen Kindern, über die ich mir Aufzeichnungen gemacht habe, waren bei nachsichtiger Beurteilung nur 35, also 13 vom Hundert als völlig gesund zu bezeichnen. Ein auffallender Unterschied der Geschlechter trat dabei nicht zutage.

Die Symptome liessen sich in Allgemein- und Organsymptome gliedern und die Allgemeinerscheinungen wieder in seelische und körperliche. Um mit den psychischen Allgemeinerscheinungen zu beginnen, ist für die Lieblingskinder Ängstlichkeit bezeichnend, die sich in verschiedenem Grade und an verschiedenen Gegenständen äussern kann, vor allem in der Scheu vor Fremden, besonders auch vor dem Arzte. Sie kann sich ohne weiteres oder über eine abnorme Art des Einschlafens in die Nacht fortsetzen als nächtliche Unruhe bis zum vollentwickelten Pavor nocturnus. Die schon erwähnte Launenhaftigkeit kann krankhafte Steigerungen bis zu sadistischen Neigungen, zum Negativismus erfahren, die Eifersucht bis zu Todeswünschen und Handgreiflichkeiten führen. Hand in Hand mit

---

[1]) Die Pathologie des einzigen Kindes. Ergebnisse der inneren Medizin und Kinderheilkunde, 1919, XVII. Band, J. Springer, Berlin.

der Verkümmerung des Gemütslebens geht meist die allzu rasche Verstandes- und Sprachentwicklung, die sich öfters in krankhafter Geschwätzigkeit Luft macht.

Zum ärztlichen Einschreiten veranlasst aber am häufigsten eine allgemeine Ernährungsstörung dieser Kinder: sie sind blass, von schwächlicher Muskulatur, geringem Fettpolster, untergewichtig. Die Ursache ist neben dem oft gestörten oder zu kurzen Schlafe insbesondere in einer schweren hartnäckigen Anorexie zu suchen, und damit sind wir bei den Organsymptomen angelangt, die sich vor allem an den Verdauungsapparat knüpfen. Es handelt sich um eine eigenartige Ess- und Kaufaulheit, die dem Kinde und der Umgebung die endlosen Mahlzeiten zur Qual macht. Herauswürgen der eben genossenen, habituelles Erbrechen verschärfen nicht selten diese Ernährungsschwierigkeiten. Und wie die Nahrungseinfuhr, so ist auch die Ausfuhr der Rückstände Störungen ausgesetzt. Meist handelt es sich um eine hartnäckige Obstipation, die zuweilen von Schleimkatarrhen unterbrochen wird. Öfters begegnet man den früher geschilderten „Nabelkoliken", ferner unwissentlicher Kotentleerung bei Erregung und häufigen, sonst normalen Stuhlgängen; es sind das Analoga zu den Störungen der Harnentleerung, die nun als häufige Befunde bei den Lieblingskindern genannt werden sollen, der Enuresis und der Pollakisurie ohne anatomische und ohne Änderung der Harnbeschaffenheit.

Weit seltener knüpfen sich Störungen an die Atmungsorgane, wie das „Wegbleiben", Pseudocroup, Asthma bronchiale, Stottern, Seufzerkrampf, Tussis nervosa.

Ihre Wehleidigkeit bedingt es, dass die Lieblingskinder bei mannigfachen Erkrankungen schwerer leiden als andere und damit Umgebung und Arzt in Atem halten. Namentlich trifft sich dies bei akuten Erkrankungen, bei solchen mit nervösen Komponenten, wie der Pertussis, bei Verletzungen. Die schweren Klagen des Kindes, die Befürchtungen der Umgebung vermögen leicht das Urteil des ungeübten Arztes zu trüben.

Das Verständnis für die Entstehung all dieser Krankheitsbilder vermittelt aufs Fasslichste die Psychologie Freuds; im einzelnen ist das in meiner Arbeit über das einzige Kind ausgeführt.

Damit, dass man mit den meisten der beschriebenen krankhaften Erscheinungen leicht fertig wird, wenn man das Kind in eine andere Umgebung bringt, ist der Beweis erbracht, dass es sich dabei nicht so sehr um vererbte, als vielmehr um anerzogene Neuropathie handelt. Damit ist der Prophylaxe ein aussichtsreiches Feld gewiesen. Dort, wo das einzige Kind mehr und mehr an Boden gewinnt, sind wirtschaftliche Gründe und mannigfache Erwägungen am Werke, denen der einzelne Arzt schwer begegnen kann. Wohl aber kann er auf die Erziehung dahin Einfluss nehmen, dass sich die Erzieher ihrer schweren Verantwortung stets bewusst seien und die richtige Mitte einhalten zwischen blind-leidenschaftlicher Zärtlichkeit und seelenlos-liebesarmer Sachlichkeit. Für die spätere Kinderzeit wäre wohl die Gemeinschaftserziehung unter der Leitung gewiegter Erzieher dem empirischen Treiben der meisten Eltern vorzuziehen. Vorläufig freilich muss der Arzt in zäher Einzelarbeit dem Guten den Weg bahnen; die Erfahrung lehrt mich, dass es auch so schöne Erfolge zu holen gibt.

Schwerer natürlich ist die Aufgabe, mit neurotischen und trophischen Störungen der geschilderten Art fertig zu werden, wenn der Weg, das Kind aus seiner bisherigen Umgebung zu entfernen, nicht gangbar ist. Sie ist eine erzieherische, natürlich auf dem Umwege über die Eltern und anderen Erzieher. Damit der Arzt das leisten könne, muss er mit erzieherischen Fragen selbst vertraut sein, muss vor allem selbst schon bei der Untersuchung des Kindes erweisen, dass er die Lage zu beherschen weiss, und damit beispielgebend wirken. Wenn er den Eltern so den Weg zur Selbsterziehung[1]) gewiesen hat, muss er ihnen im einzelnen den Heilplan darlegen, immer nach dem Grundsatze der zweckbewussten Nichtbeachtung. Den subjektiven und objektiven Erschwerungen des Verlaufes verschiedener Krankheiten bei Lieblingskindern aber begegnet man am besten mit zwei Mitteln: grundsätzlich genauester Krankenuntersuchung und ruhigem bestimmten Auftreten. Es zerflattern dann die schweren Befürchtungen meist rasch wie ein böser Spuk.

---

[1]) Friedjung, Die Erziehung der Eltern, Wien, Anzengruber-Verlag 1916.

Einige Worte seien jenen Kindern gewidmet, die in einer brüchigen Ehe gezwungen sind, Partei zu nehmen, und zum Kampfgegenstand werden zwischen veruneinigten Eltern. Die seelischen Erschütterungen, die sie erfahren, die Gehässigkeiten, deren Zeugen solche Kinder oft sind, haben nicht selten neurotische Störungen zur Folge. Darum hat der Arzt solcher Kinder die Pflicht, hier nicht bedauernder Zuschauer zu bleiben, sondern Anwalt der gefährdeten Zukunft zu sein. Seinen sachlichen Gründen gelingt es öfters, die Kinder aus dem Kampffelde in einen ruhigeren Kreis zu retten. Lazar[1]) hat dazu mehrere Beobachtungen berichtet.

Zum Schlusse sei noch der ungeliebten Kinder gedacht. Dass auch da ein beachtenswertes Problem vorliegt, hat zuerst Sadger[2]) gezeigt; er konnte nachweisen, dass solche Kinder als Erwachsene mannigfachen neurotischen Störungen verfallen können. Aber auch schon das Kind kann, weil es lieblos behandelt wird oder sich so behandelt glaubt, krankhafte Züge zeigen. Meist besteht diese unglückliche Beziehung nach dem von Freud erkannten psychologischen Gesetze zwischen Vater und Sohn oder zwischen Mutter und Tochter. Das Kind, das ja fast niemals die Fähigkeit hat, in solchen Fällen klar zu sehen und zu folgern, wird neurotisch, ein Opfer widersprechender Empfindungen. Auch da hat der Arzt die Pflicht, schonungslos die Hand auf die Wunde zu legen, selbstverständlich mit jenem sittlichen Ernst und jener Erfülltheit von einer hohen Aufgabe, die auch spröde Seelen entwaffnet.

8. Funktionelle Nahrungsverweigerung.

Bei der Besprechung der natürlichen Säuglingsernährung und der Störungen der „Milieukinder" erwähnte ich der funktionellen Nahrungsverweigerung kurz; sie ist indes ein so häufiger Befund und bereitet dem ärztlichen Wirken so oft grosse Schwierigkeiten, dass ich sie, zumal sie nicht selten isoliert auftritt, gesondert besprechen möchte.

Bei vielen Kindern beginnen die Schwierigkeiten schon in der ersten Säuglingszeit und setzen sich dann ins spätere Leben fort. Bei anderen ist die Zeit der Entwöhnung der Beginn der

---

[1]) Lazar, Zeitschrift für Kinderheilkunde, 1914.
[2]) Sadger, Fortschr. d. Medizin, Jahrg. 34, 1916/17.

Nahrungsverweigerung. Manche bis dahin gut gediehene Säuglinge verweigern mit der grössten Entschiedenheit die Annahme
jeder anderen Nahrung, sei es nun Milch, Suppe oder Brei,
reiche man sie mit Flasche und Sauger, mit Trinkschale oder
Löffel. Der Grund dafür ist nicht klar. Es scheint mir dabei
weniger der Geschmack der Kost als der Trinkmechanismus
den Ausschlag zu geben: das Kind muss auf die Sauglust verzichten lernen. Da geschieht nun aus der Besorgnis, das Kleine
könnte durch Unterernährung dauernden Schaden nehmen, der
entscheidende Fehler, es zum Essen zu zwingen. Damit lernt
es die Mahlzeiten als peinliche Erlebnisse fürchten, und so entwickelt sich die später beklagte Appetitlosigkeit, Essfaulheit
und das in um so schwererer Form, je länger es ohne eigene
Mitarbeit gefüttert wurde. Da die festen Speisen den grössten
Widerstand wachrufen, begeht man den weiteren Fehler, alles
nur in flüssigem oder breiigem Zustande anzubieten: das Ergebnis ist die Kaufaulheit. Als erster hat Hochsinger[1]) diese
Zustände beschrieben.

Diese Kinder scheinen, so lautet die Klage, das Gefühl des
Hungers überhaupt nicht zu kennen, jede Mahlzeit ist ihnen
peinlich. Die kleineren, die noch gefüttert werden, wenden den
Kopf unlustig ab, wehren sich mit den Händen. Um sie ge-
fügiger zu machen, wird Spielzeug herbeigeschleppt, werden
allerlei Geschichten erzählt, Listen versucht, und während das
Kind an all das, nur nicht ans Essen denkt, wird es mechanisch
gefüttert. Jede neue, noch ungewohnte Speise erhöht den Widerstand, ebenso festere Brocken. Das Kind mag nicht kauen und
würgt oft mit grosser Geschicklichkeit das mit Mühe Beigebrachte
wieder heraus. Lange wollen solche Kinder nicht selbständig
essen lernen, mit fünf Jahren müssen sie oft noch gefüttert
werden; grössere Brocken, die man ihnen aufzwingt, findet man
nach Stunden noch unverschlungen in den Wangentaschen.
Werden sie endlich als Esser selbständig, so dauert eine Mahlzeit
eine, ja zwei Stunden, sie kommen kaum dazu, etwas anderes zu
tun, der ganze Tag ist von den endlosen Mahlzeiten ausgefüllt.
Und jede von ihnen ist für das Kind und die Umgebung eine
Qual: immer gibt es Schelte, Drohungen, Versprechungen, Tränen,

---

[1]) Berliner klinische Wochenschrift, 1910, Nr. 40.

alltägliche Aufregungen, die Klein und Gross zermürben. Dasselbe Kind isst aber in einem fremden Hause, in einer Wirtsstube mit dem erfreulichsten Appetit.

Die Behandlung dieses lästigen Zustandes hat zum Ziele, das Kind den Hunger empfinden zu lehren und zu der Erkenntnis zu führen, dass es nur sich zuliebe esse. — Dem kleinen Kinde wird man also, wenn es bei der Mahlzeit anfängt, seine Schwierigkeiten zu machen, ohne Spur von Affekt, aber mit Nachdruck sagen: „Wenn ein Kind nicht brav isst, nimmt man ihm das Essen weg", und dem Worte die Tat folgen lassen. Das erste Ergebnis ist natürlich frohe Überraschung; dieses Verfahren wird jedoch ohne Mitleid, aber auch ohne Tadel oder Lob, ohne Belohnung oder Strafe so oft wiederholt, bis das Erziehungswerk reift. Zur Unterstützung gebe man 5 Minuten vor den Hauptmahlzeiten einen Kaffeelöffel einer 2% Lösung von Dialys. Gentian. lut. mit 0,05 Saccharin (Stirnimann). Bei grösseren ess- und kaufaulen Kindern verfahre man ähnlich. Es darf für sie nichts mehr besonders gekocht oder zu Brei gepresst werden, das Kind nimmt an dem allgemeinen Tische teil. Wenn es mit der Bewältigung seiner Mahlzeit oder einzelner Gänge in einer angemessenen Zeit nicht fertig ist, wird abgetragen: „Es geht nicht an, dass alles auf dich wartet!" Zunächst wird der Kostverächter des Zwanges gerne ledig sein; wenn aber keine mitleidige Hand in der Zwischenzeit aushilft, und die Festigkeit der Umgebung bei den nächsten Mahlzeiten nicht nachlässt, dann wird er bald des Hungergefühls gewahr werden und sich den geänderten Verhältnissen anpassen. Die wichtigste Voraussetzung ist die vollkommene Ruhe der Umgebung, nichts darf verraten, wieviel ihr an dem Essen des Kindes gelegen sei, und wie sehr man die Folgen der Nahrungsverweigerung fürchtet. Auch dabei bedient man sich mit Erfolg der oben genannten Arznei. Ist die häusliche Umgebung nicht klug oder beherrscht genug, diese Vorschriften zu befolgen, dann bleibt oft nichts anderes übrig, als das essfaule Kind in eine andere Umgebung zu bringen. Der Erfolg bleibt dann kaum jemals aus, doch darf der Aufenthalt nicht weniger, lieber mehr als einen Monat betragen, und nach der Rückkehr dürfen die alten Erziehungsfehler nicht von neuem begangen werden.

9. Die chronische Obstipation aus Gewohnheit.

Die chronische Stuhlverstopfung ist bei Kindern eine häufige Klage. Sehen wir von den Fällen ab, in welchen anatomische Ursachen der Störung nachweisbar sind, so begegnen wir ihr am häufigsten bei neuropathischen Kindern, fast immer vergesellschaftet mit anderen neurotischen Symptomen. Ferner aber findet sich die chronische Obstipation isoliert, als einzige Beschwerde bei Kindern, die man im übrigen als gesund bezeichnen kann. Sie ist dann die Folge einer falschen Gewöhnung und ein dankbarer Gegenstand der Behandlung.

Die Anamnese lautet meist dahin, das Kind habe niemals spontan Stuhl, seit jeher sei man genötigt, mit medikamentösen oder mechanischen Mitteln nachzuhelfen. Fragt man, wie lange denn gewartet werde, ehe man nachhelfe, so erfährt man meist, dass man es aus Furcht vor bedenklichen Folgen niemals gewagt habe, länger als einen, höchstens zwei Tage abzuwarten; man fürchtet Ausschläge, Kopfschmerzen, Fieber und anderes. Meist haben schon viele ärztliche Verordnungen diesen Gedankengang unterstützt. Die Beschwerden schreiben sich manchmal aus der frühesten Säuglingszeit her.

Es sind das Fälle, die man am besten als Scheinobstipation bezeichnen könnte. Die Kinder sind niemals dazu gekommen, die normale Funktion der Darmentleerung zu lernen, weil man ihnen diese Arbeit immer abnahm. Gewöhnt, sich auf den alltäglichen Einlauf zu verlassen, oder immer von Abführmitteln unterstützt, ist ihnen das Organgefühl des gefüllten Enddarmes und die willkürliche Beherrschung dieser Lage fremd geblieben.

Diese funktionelle Störung ist mit einem Schlage heilbar. Man verbietet der Umgebung, nachdem man die Zusammenhänge klargelegt hat, jede sichtbare Nachhilfe. Es dauert anfangs oft drei, vier, selbst fünf Tage bis das Kind sich zur spontanen Darmentleerung entschliesst. Wenn die Umgebung die Ruhe nicht verliert, kann man des Erfolges jedesmal gewiss sein. Mit dem ersten spontanen Stuhl ist der Bann gebrochen, und von nun an gibt es keine Schwierigkeiten mehr. Um indes der Gefahr einer Analfissur infolge des ersten grossknolligen, harten Stuhls zu begegnen, empfehle ich gerne folgende Verordnung: Ohne dass das Kind darum wüsste, wird seine tägliche Suppe kochend über zehn Stück Folia Sennae gegossen, die nach 10 Minuten wieder entfernt werden. Jeden zweiten Tag nehme man ein Blatt weniger; bei zwei Blättern höre man schliesslich damit auf. Der Geschmack der Suppe wird dadurch nicht auffällig verändert, und der angestrebte Zweck in angenehmer Weise gefördert. Regulin oder Amovin können dem gleichen Zwecke erfolgreich dienen.

10. Zusätze zur Lehre von den Masern[1]).

Eine von allen Kennern der Masern vertretene Anschauung lehrt die allgemeine Empfänglichkeit der Menschen für diese Infektion. Daher die Eigentümlichkeit der Masernmorbidität in grösseren Städten: jede Masernepidemie ergreift fast den ganzen Kreis der noch nicht durchmaserten Kinder, soweit sie sich der Ansteckung aussetzen. Dann ist einige Jahre Ruhe. Wenn wieder eine grössere Anzahl von Kindern, die die Masern noch nicht durchgemacht haben, ins schulpflichtige Alter gekommen ist, entfacht einer der niemals fehlenden sporadischen Fälle eine neue Epidemie. Ich kenne keinen sicheren Fall dauernder Masernimmunität. Dagegen ist die zeitweilige (temporäre) Immunität für Masern durchaus nicht allzu selten. Ich konnte selbst mehrere Fälle sicherstellen. — Die Behauptung älterer Bearbeiter von der Immunität der Säuglinge gegen Masern wird von jüngeren vielfach angezweifelt. Ich kann sie bestätigen; in einer Epidemie sah ich fünf Brustkinder trotz der Unterlassung jeder Absonderung von sicher masernkranken Geschwistern gesund bleiben. Mit dieser temporären Masernfestigkeit muss man rechnen; man wird sich damit die Blossstellung ersparen, die in dem Ausbleiben einer sicher angekündigten Masernerkrankung gelegen ist.

Allzu gläubig wird ganz allgemein die vom ausgezeichneten Panum auf den Faröern festgestellte Inkubationsdauer von 13—14 Tagen (von der Infektion bis zum Exanthemausbruche) gelehrt. Sie wird nach meinen Erfahrungen nicht selten überschritten und kann bis zu 21 Tagen betragen. Temporäre Masernfestigkeit und verlängerte Inkubation finden sich öfters in derselben Familie. Es könnte das aus einer familiär herabgesetzten Empfänglichkeit für Masern zu erklären sein.

[1]) Friedjung, Kritische Beiträge zur Lehre von der Masernerkrankung. Wr. med. Wochenschrift, 1914, Nr. 18.

Strittig ist ferner noch die Frage des Masernrezidivs und der wiederholten Masernerkrankung. Ich selbst habe derlei trotz einer nicht geringen Erfahrung niemals gesehen. Wohl erlebte auch ich eine Beobachtung, bei der es meine ärztliche Eitelkeit vorgezogen hätte, von einer zweimaligen Erkrankung an Masern zu sprechen; wissenschaftliche Ehrlichkeit hiess mich indes, die erste Maserndiagnose, die ich schon damals zu bezweifeln begann, als ich sie eben gemacht hatte, als falsch zu erklären: Ein 9jähriges Mädchen erkrankt mit vagen katarrhalischen Erscheinungen und Fieber. Am 3. Krankheitstage, ohne dass jetzt oder vorher Koplik-Flecken sichtbar geworden wären, masernähnliches Exanthem. Glatter Verlauf. Der 12jährige Bruder wird, weil er vor $^1/_2$ Jahre an tuberkulösem „Drüsenfieber" gelitten hatte, am ersten Krankheitstage isoliert und bleibt gesund. Das Fehlen des Koplik und das Gelingen dieser Isolierung machten mich schon damals in meiner Annahme unsicher. Fünf Jahre später erkrankt der Junge an typischen recht schweren mit Otitis komplizierten Masern. Zwei Wochen darauf bei jener Schwester ebenfalls typische Morbillen. — So unsicher oder vielmehr so sicher irrig stellen sich fast alle in der Literatur niedergelegten wiederholten Masernerkrankungen und Masernrezidive dar. Kann man die Diagnostikereitelkeit ausschalten, schärft man fortschreitend sein diagnostisches Gewissen, so muss man die so häufigen Mitteilungen jener Art mehr und mehr in Zweifel ziehen. Wenn ich also auch nicht die Unmöglichkeit behaupten möchte, so doch ihre ausserordentliche Seltenheit. In dem gleichen Sinne spricht auch das eingangs geschilderte epidemiologische Verhalten. Wären wiederholte Masernerkrankungen so häufig, wie Laien und wenig gewissenhafte Diagnostiker erzählen, so wären jene mehrjährigen Pausen zwischen je zwei Masernepidemien unverständlich; nur die Masernfestigkeit, die sich bewährt, kann uns sie erklären.

Schwere Psoriasis vulgaris, die jeder Behandlung getrotzt hatte, sah ich mit dem Überstehen einer Masernerkrankung dauernd bis auf vereinzelte hie und da auftretende Eruptionen zur Heilung kommen (Beobachtung durch 15 Jahre). Ähnliches beobachtete Rubens.

Verlag von J. F. Bergmann in Wiesbaden.

Schwestern-Lehrbuch

zum Gebrauch für

Schwestern und Krankenpfleger.

Von

Privatdozent Dr. **Walter Lindemann,**
Oberarzt der Frauenklinik in Halle a. S.

Mit zahlreichen Abbildungen im Text.

1918. Preis geb. Mk. 7.—.

Aus dem Inhalt:

A. Vorbereitender Teil. I. Teil. Lehre vom gesunden Menschen.
II. Teil. Der kranke Mensch. III. Teil. Lehre vom Schutz gegen
Krankheiten und deren Heilung. B. Praktischer Teil.

Dieses ausgezeichnete Buch, das als eine der glücklichsten Bereicherungen des Bildungsstoffes für Schwestern angesehen werden kann, ist aus Vorträgen entstanden, die der Verfasser als Lehrer der Krankenpflegeschule in Halle gehalten hat. Sein Inhalt entspricht auf das genaueste den Vorschriften, die vom Kultusministerium für das „staatliche Examen für Krankenpflegepersonen" am 10. Mai 1917 herausgegeben wurden.

Die Ausführung ist eine selten geschickte und anregende. Als erstes werden „Anatomie" und „Physiologie" besprochen; dem folgt „Der kranke Mensch". Der „Infektion" und den „Infektionskrankheiten" mit anschliessender „Desinfektionslehre" gilt ein weiterer Abschnitt und besonders eingehend ist der „Praktische Teil" behandelt, in dem sehr gute Originalzeichnungen die Anschaulichkeit noch erhöhen. *„Die Schwester" 1918 S. 88.*

Hierzu Teuerungszuschlag.